· 预防调理一本通 ·

# 摆胃脱病

吕文良　陈　明　主编

中国人口出版社
China Population Publishing House
全国百佳出版单位

U0278253

图书在版编目（CIP）数据

摆脱胃病 / 吕文良，陈明主编 . —北京：中国人
口出版社，2024.1
（预防调理一本通）
ISBN 978-7-5101-8809-1

Ⅰ . ①摆… Ⅱ . ①吕… ②陈… Ⅲ . ①胃疾病—防治
Ⅳ . ① R573

中国版本图书馆 CIP 数据核字（2022）第 245139 号

# 预防调理一本通·摆脱胃病
## YUFANG TIAOLI YIBENTONG · BAITUO WEIBING

吕文良　陈　明　主编

| | |
|---|---|
| 责 任 编 辑 | 张宏君 |
| 装 帧 设 计 | 侯　铮 |
| 责 任 印 制 | 林　鑫　任伟英 |
| 出 版 发 行 | 中国人口出版社 |
| 印　　　刷 | 天津中印联印务有限公司 |
| 开　　　本 | 710 毫米 ×1000 毫米　　1/16 |
| 印　　　张 | 11 |
| 字　　　数 | 137 千字 |
| 版　　　次 | 2024 年 1 月第 1 版 |
| 印　　　次 | 2024 年 1 月第 1 次印刷 |
| 书　　　号 | ISBN 978-7-5101-8809-1 |
| 定　　　价 | 28.80 元 |

| | |
|---|---|
| 电 子 信 箱 | rkcbs@126.com |
| 总编室电话 | （010）83519392 |
| 发行部电话 | （010）83510481 |
| 传　　　真 | （010）83538190 |
| 地　　　址 | 北京市西城区广安门南街 80 号中加大厦 |
| 邮 政 编 码 | 100054 |

# 序　言

　　当你一边吃着热气腾腾的火锅，一边喝着冰凉饮料的时候；当你一杯接一杯喝着烈酒的时候；当你在饿得前胸贴后背之后又开怀大吃一顿的时候，你有没有想到，你的胃正在被你这些很"爽"的举动折磨着？而且它还要一边工作，一边帮助你消化。其实，我们的胃很脆弱，如果我们一直不爱惜它，它就会失去力量，就会"生病"，到时候，我们就会和它一起疼痛、难过。与其到疼痛的时候才意识到我们和它是血脉相连的，不如早一点好好保护它，对它好，也对我们自己好。

　　或许你并不是故意的，但因为工作繁忙，生活没有规律，很容易形成一些不好的饮食习惯；或许你也并不知道这些饮食习惯不利于你的胃，甚至不了解什么样的饮食习惯会对它产生不良影响、自己的一个小习惯可能会对它造成很大的伤害，所以就很随便。可是这些小习惯的日积月累，就会让胃不堪重负而最终崩溃，当它支撑不住，出现问题的时候，即使我们付出比平时多几十倍的呵护，它仍不能很快恢复。

　　这本书，帮助你来认识我们的胃，了解它的脾气性格；了解它喜欢和不喜欢的一些东西；告诉你怎样和它开心愉快地相处；告诉你当它生病的时候，怎样给它无微不至的呵护；还告诉你怎样的饮食习惯才能让它永远健康，充满活力。

　　胃是我们身体的一部分，是一生都要陪伴我们并且和我们一起走完所有路的"朋友"，与我们的关系非常密切。让我们好好关心它、爱护它吧！只有它好了，你的笑容才会更灿烂。

# 目录 CONTENTS

# 目录

## 第三章

### 不同胃病的治疗方法　　　053

## 第四章

### 饮食，胃病患者的食疗处方　　　097

# 目录

CONTENTS

## 第五章

### 运动，胃病患者的动力处方   133

## 第六章

### 中医调养治胃病   149

# 第一章
Baituo Weibing

# 揭开胃病的"神秘面纱"

数据显示，目前胃病患病率高达42%，白领阶层尤其严重。胃病已经成为严重影响人们生活质量、非常普遍的疾病之一。而认识胃病，及早进行预防和治疗，则是人们能够避免胃病带来伤痛的最好方法。

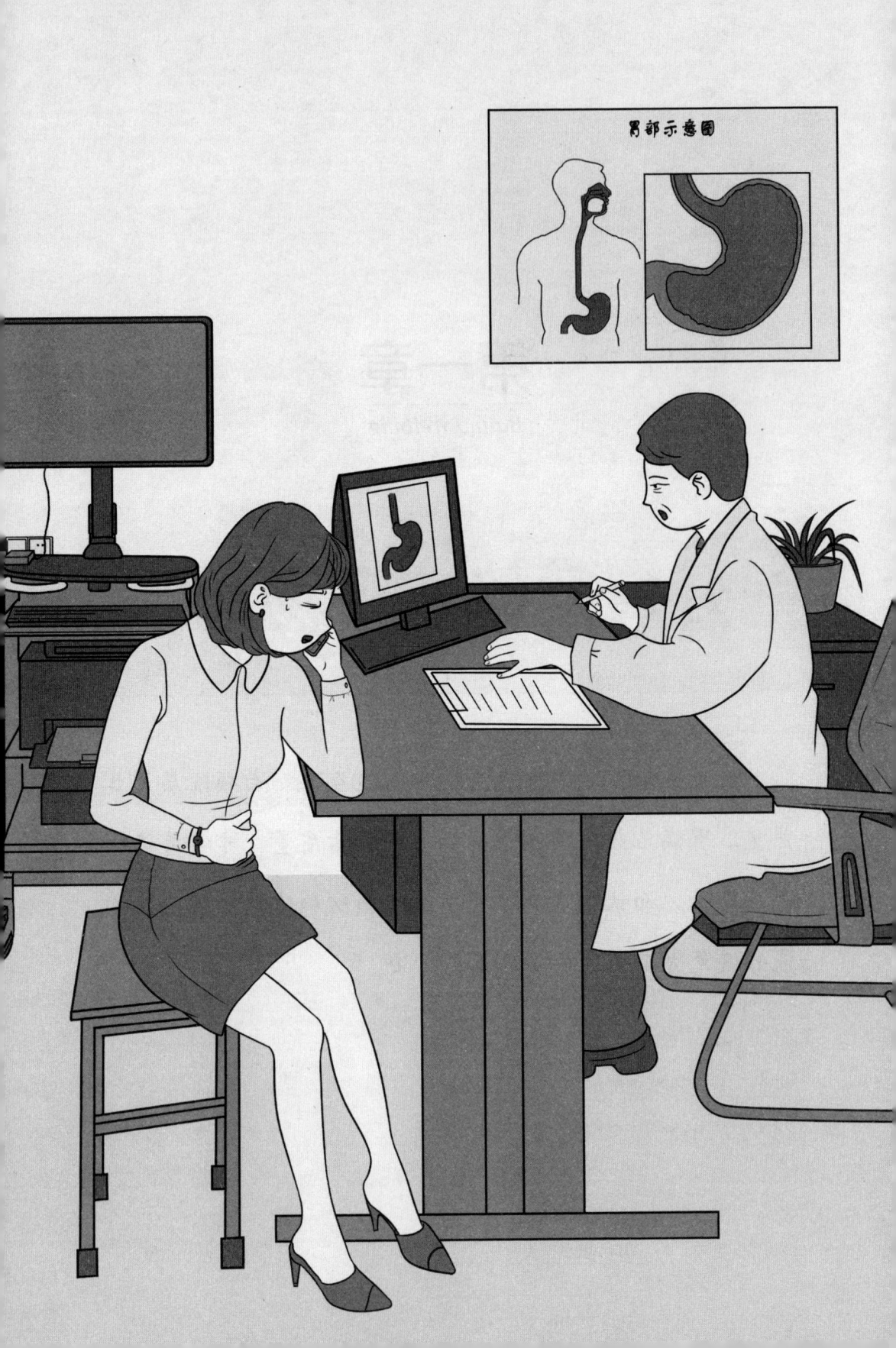

# 自我测试：你有胃病吗

胃病是最常见的疾病之一。由于它常常以"病发而痛，病缓痛失"的形式表现出来，人们经常容易忽略它。每次胃痛、胃胀时，人们就会找点胃药吃下去，待情况稍微好转，就以为已经好了。殊不知，当你以为它已经"好了"的时候，它却正以另外一种方式潜伏在你体内，准备"报复"你。下面的测试，能"探测"到隐藏在你体内的胃病信号，赶快测一测吧。

□ 食欲不振，且每次吃饭时，都感觉胃不舒服。

□ 吃饭后，胃部经常有饱胀感，而且这种饱胀感会延续一整天。

□ 经常嗳气，但不反酸水。

□ 一旦吃了不易消化的食物，就会出现反酸水的情况。

□ 饭量不少，但体形偏瘦，而且面色苍白或发黄。

□ 秋季时，饭后常感觉腹痛，有时还会出现恶心、呕吐的情况。

□ 经常有积食感。

□ 行走或跑步时经常出现一侧肚子痛被迫停下的情况，常在放屁或揉腹后缓解。

□ 经常有便溏（指大便不成形）或便秘的情况出现。

□ 吃稍微凉一点儿的食物就会胃痛，而且可能发生腹泻。

□ 经常在半夜醒来，而且感觉胃不适，必须吃点东西才可以缓解。

□ 吃得过饱时会发生呕吐。

在以上 12 个问题中，只要经常出现 3 个或 3 个以上，就表明你的消化功能不好，并且胃肠已经出现"小毛病"，你需要注意了。

# 认识"谷府"——胃

　　胃是人体非常重要的消化器官，它的重要作用之一就是容纳食物，因此被中医称为"谷府"。胃位于膈下，上连食管，下连小肠，即在人们平时熟悉的"心口"处。当胃部不适时，常常是"心口"最先感应到。

　　在人们的印象里，胃是一个两端有"线"的"袋子"，斜吊在食管和小肠之间。但实际上胃并不是只有一种形状，它的形状、大小，甚至位置，都因人而异。站立时，用硫酸钡（一种造影剂）造影可以看见，成人的胃在形状上各有不同，有长形的、牛角形的、钩形的，甚至还有瀑布形的。这主要是由于不同的人的体形和肌张力不同所造成的。

　　● **长形胃**：多见于体形瘦高且肌肉无力或者衰弱者。这种形状的胃同正常的胃完全不同，它并没有"横跨"上腹部，而是垂直居于体内。全胃几乎全部位于腹腔左侧，只有幽门位于右侧，胃下缘也远远超出了正常的胃下缘，可在髂嵴连线水平以下，甚至进入盆腔，有明显的下垂现象。

　　● **牛角形胃**：又被称作角形胃，是指胃位置较高，使得胃底和胃体几乎呈横位，整个胃上宽下窄，胃角角度变大，成钝形。这样的胃通过造影，看起来像一只牛角一样，因此而得名"牛角形胃"，多见于虚胖型体质。

　　● **钩形胃**：是指胃底和胃体位置，形状像一个钩子般的胃，胃角痕迹非常明显，胃体斜向右下或垂直，胃体上部转向右上方，胃下缘达到了髂嵴水平。

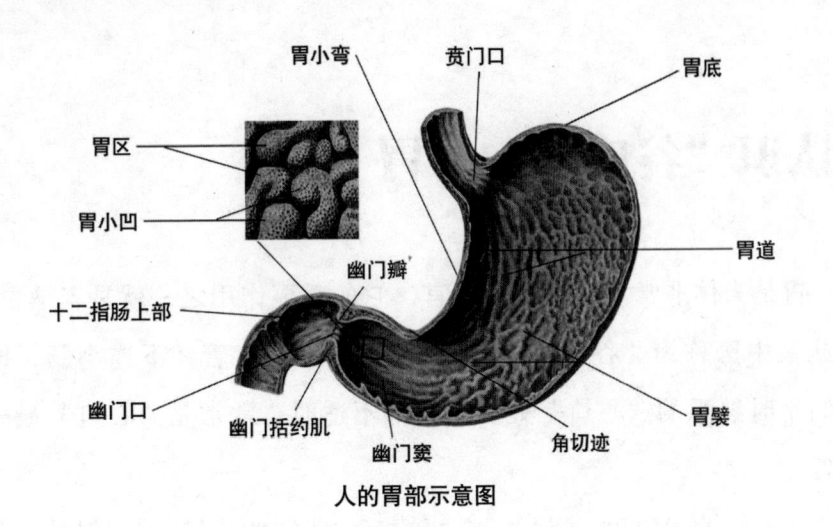

胃小弯　贲门口　胃底

胃区

胃小凹

幽门瓣

十二指肠上部

胃道

幽门口　幽门括约肌　幽门窦　角切迹　胃襞

人的胃部示意图

● **瀑布形胃**：是指胃底呈囊袋状，向后倾倒，胃泡较大、胃体比较细小的一种胃。简单说来，就是胃底大而宽，致使食物进入胃后，常积于胃底，不容易进入小肠的一种形状。这样的胃容易引发胀气、恶心等胃部不适症状，常见于中等体形或矮胖体形的人。

胃的形状、位置、大小不仅因人而异，而且还会随体位和胃的充盈情况而变化。因此，胃也很容易受到体位和充盈程度的影响。

胃的主要功能是消化，即将咀嚼后的大块食物研磨成小块，并将食物中的大分子降解成小分子，以便于小肠吸收。胃的消化过程主要依靠胃液以及胃的蠕动来完成。胃液是一种酸性物质，由胃蛋白酶和盐酸所组成，具有很强的腐蚀性。胃酸是由胃腺的壁细胞分泌的，不仅有助于食物的消化，还可以杀死附着在食物表面的细菌，对身体健康有着举足轻重的作用。如果胃酸分泌出现了问题，胃就容易出现疾病。

# 如何知道自己患了胃病

古语说："十人九胃病。"从这句话就可以看出，胃病十分普遍。正因为它的普遍性，人们都不怎么重视它，有了不舒服的感觉也不会特别在意，撑一撑或者简单吃点药，觉得好一点就以为没事了。因此，很多人患了胃病自己都不知道，饮食和作息方面更是不在意，久而久之，就会使胃病恶化。

其实胃病有很多明显的症状，大家要学会自己判断，及时采取措施，时刻保证自己有一个健康的胃。

胃病的十大明显症状：

● **胃痛**：这是胃病最常见的症状，胃痛的感觉可能不剧烈，可表现为钝痛、压痛或闷痛，胃痛的部位在心窝部至肚脐之间。经常在饭后2小时左右出现胃痛，甚至半夜疼醒，吃一点东西可以缓解，常有反酸现象。

● **胃胀**：觉得胃部发胀，食物不消化，或者胀气，明显感觉吃的食物下不去，有时候还打嗝、烧心、吐酸水。严重的时候不想吃饭，甚至有呕吐现象。

● **反酸**：由于胃酸过多，经常有胃酸从胃里泛起或溢上来的感觉，有胃酸、反酸、吐酸几种症状。

● **烧心**：胃酸过多、胃黏膜充血，都会造成烧心感，胃部灼热、发热。

● **恶心呕吐**：急性胃炎常有恶心、呕吐的症状。

● **胃寒**：很多患有胃病的人，都不能吃冷的、凉的东西，或者随着天气变冷、气温降低，患者就会胃疼、拉肚子。

● **食欲不振**：患者会感觉嘴里没味儿，不想吃东西，或者是看着食物想吃，但是吃下去胃会不舒服，所以不敢吃。

● **口苦、口臭**：正常的舌头，舌体柔软，活动自如，颜色淡红有光泽，舌苔薄白。但是胃病患者的舌苔发黄厚腻，并且嘴里有异味，感觉口苦、口臭。同时伴有胃疼、胃胀。

● **消瘦**：并不是所有的胃病患者都吃不下饭，有的患者也能吃很多饭，但还是渐渐消瘦下去、体重下降，这是因为消化功能不好，虽然吃了很多食物，但是并没有被很好地吸收。

● **消沉**：胃病患者白天吃不香，晚上睡眠质量差，常常面带病容。气色差，无精打采，对很多事情失去兴趣，工作效率低下。

千万不要小看这些感觉，这是身体给予你的警示，当出现以上的某些症状，就应当去医院检查一下，或者对自己的生活和饮食习惯进行适当的调整，让胃肠功能恢复平衡。不要等病痛把自己折磨得实在撑不住的时候再去治疗，那时候可能为时已晚。

当病在酝酿和刚刚发生的阶段，就应该重视和医治，那样会大大减少疾病的发生。我们都应该有这个意识，重视自己身体的感觉，积极进行自我调整，争取把胃病扼杀在摇篮里，让自己拥有一个健康的胃。

# 患了胃病要做哪些检查

检查胃病的方法很多，最常用的有以下几种：

● **胃镜检查**：纤维胃镜检查是目前最有诊断价值和最常用的胃病诊断方法，可用于诊断胃炎、胃溃疡以及十二指肠和食管的疾病。检查的时候，医生直接将镜身从患者口腔送入，经食管到达胃腔内，这样就能观察到胃内黏膜的情况，清楚地看到有无炎症、有无溃疡、有无出血，鉴别良、恶性溃疡，辨别是胃息肉还是胃癌，等等。胃镜检查时，还能采取活组织进行病理检查（又叫胃黏膜活检），便于明确诊断，大大提高早期胃癌的检出率。

胃镜不仅可以用于诊断胃病，还能用于治疗。如发现胃出血时，可用微波或激光止血，也可对出血的部位喷洒孟氏液或凝血酶止血，使患者免受开刀之苦。此外，胃镜还有吸水、送水、抽气、送气等功能。胃镜具有视野广、图像直观、检查安全、诊断准确及时、资料可靠、治疗方便等特点。

● **食管测压及 24 小时 pH 监测**：这是诊断反流性食管炎的"金标准"。

● **X 线钡餐检查**：又叫 X 线钡餐造影。检查时，患者口服硫酸钡充盈剂，X 线透视时，它可将胃部的轮廓清晰地显示出来。此项检查能够诊断胃溃疡、十二指肠溃疡、胃穿孔、胃出血及幽门梗阻等多种疾病。

● **幽门螺杆菌检查**：可通过胃黏膜直接涂片或组织切片镜检、尿素酶快速试验、细菌培养及 $^{13}C$ 或 $^{14}C-$ 尿素呼气等方法检测，其中后两者为幽门螺杆菌诊断的"金标准"。

● **胶囊内镜检查**：这是当今对消化道某些疾病最先进的检查方法之一。患者吞服一次性的智能胶囊，借助胃肠蠕动向前运动，最后由肛门自然排出体外。胶囊内镜填补了小肠盲区检查的空白，是一种无痛、无创、无导线的全消化道检查新方法。

● **其他常用化验检查**：如查血、尿、便三大常规，以及大便隐血试验，寄生虫、微生物检查，尿胆红素、尿胆原检查，血清胆红素、自身抗原或（和）抗体、癌胚抗原、胃泌素、胰泌素等测定。

# 胃病有多少种

所谓胃病，是多种胃部疾病的总称，这些胃部疾病有很多相似的症状，如胃部疼痛、饭后饱胀、反酸、嗳气、恶心、呕吐等。常见的胃病一般有以下几种。

## 急性胃炎

急性胃炎是由不同病因引起的胃黏膜急性炎症，一般在暴饮暴食、食用了被污染的食物或服用了对胃有刺激性的药物后发作，主要的表现有：上腹痛，正中偏左或脐周围压痛，阵发性加重或者持续性钝痛，也有少数的患者感觉腹部剧痛，有的还伴有发热、腹部饱胀、不适感；恶心呕吐，一般会呕出未完全消化的食物，有的患者呕吐后会觉得舒服一点儿，但是也有严重的患者会直至呕出黄色胆汁或胃酸；腹泻，呈稀样或水样便，会随着胃部症状减轻而好转或停止；脱水，由于患者不停呕吐或腹泻，失水过多，会出现脱水现象，出现眼球凹陷、口渴、少尿等，较严重患者会血压降低、手脚冰凉；呕血和便血，有些患者在呕吐物中会发现有血丝或呈现咖啡色，大便发黑或大便潜血试验阳性，这说明患者胃黏膜有出血的情况。

## 慢性胃炎

慢性胃炎是指由不同病因引起的各种慢性胃黏膜炎性病变，慢性胃炎的发病率在各种胃病中居首位。患急性胃炎后，胃黏膜的病变持久不愈或者反复发作、长期食服对胃黏膜有刺激性的饮食或药物（如烈酒、浓茶、辛辣食物或者水杨酸盐类药物）、胆汁反流以及生活不规律、精神紧张等原因，都会形成慢性胃炎。

慢性胃炎进展缓慢，经常反复发作，中年以后更易发病，并且随着年龄的增长，发病率增高。慢性胃炎并没有特别准确和明显的症状，大多数患者感觉不到或者有轻微的消化不良症状，如上腹隐痛、饭后饱胀感、反酸等。症状常常会反复发作，无规律性腹痛常出现于进食过程中或吃完饭之后。

## 胃溃疡

胃溃疡，又叫作消化性溃疡，中医学上属于"胃脘痛""肝胃气痛""吞酸""心痛"等范畴，通俗的叫法一般有"心口疼""饥饱痨""胃气痛"等。

主要的症状是疼痛，上腹部（位于心窝下或上腹部中线周围）或胸腔下部感到烧灼性、噬咬性或饥饿性隐痛、胀痛或钝痛。这种疼痛一般由于食物、药物或饥饿刺激引发，一般疼痛发生在餐后 1 小时内，经 1～2 小时后逐渐缓解，直至下一餐进食后再次出现上述节律。还有可能伴有其他的症状，如食欲不振、反酸、烧心、嗳气、黑色或柏油色大便等。

饮食欠规律、长期饮酒、长期吸烟和饮用浓茶、用脑过度导致过度疲劳、睡眠不足、精神紧张等，都有可能引发胃溃疡。

# 十二指肠溃疡

十二指肠溃疡也是一种消化道常见病。研究表明，胃酸分泌过多，幽门螺杆菌感染和胃黏膜保护作用减弱等因素是引起消化性溃疡的主要因素。十二指肠溃疡的发生和药物因素、胃排空延缓和胆汁反流、遗传因素、环境因素和精神因素等都有关。溃疡常为单个，但也有多发溃疡。

十二指肠溃疡的主要症状为上腹部疼痛，可为胀痛、钝痛、灼痛或剧痛，也可能在饥饿的时候表现为隐痛。典型者表现为轻度或重度"心窝"下持续性疼痛，制酸剂或进食可缓解疼痛，大约有 2/3 的疼痛有节奏性特征：患者一般会在吃完早饭后 1～3 小时开始上腹痛，如果不服药或吃东西，疼痛就会一直持续到午饭后才能缓解，饭后 2～4 小时又开始出现疼痛，也必须通过进餐来缓解。约半数患者有午夜痛，常常会在半夜被痛醒。这种节奏性疼痛可持续数周，可缓解数月，但会反复发生。

生活起居和饮食不规律、精神紧张、食物不洁以及神经功能失调等原因，可导致胃、十二指肠抵抗力降低，加之胃所分泌的胃酸及消化酶过多、幽门螺杆菌感染等侵蚀了胃和十二指肠黏膜，造成溃疡。

# 胃息肉

胃息肉是指胃黏膜局限性、良性隆起病变。胃里的息肉主要是指由胃黏膜上皮和（或）间质成分增生所引起的息肉状病变。胃息肉多发于40 岁以上的男性，常合并慢性胃炎，单个息肉比较多见，多位于胃窦部或胃体下部，直径一般小于 2 厘米。

胃息肉在早期的时候无明显症状，到能出现症状时一般表现为：上腹不适、隐痛、腹胀，较少患者会有恶心、呕吐现象。息肉多发于贲门（胃与食管相连的部分）附近，会感觉吞咽困难。

## 胃结石

胃结石是因进食某种食物或异物，既不能被消化，又不能及时通过幽门，在胃内滞留并聚结成团块，或与胃液凝结成硬块的一种疾病。胃结石形状多为圆形或椭圆形，小的有乒乓球大小，大的可如婴儿头大小。按形成的主要成分来分，主要有毛发性、植物性和混合性三种，最多见的是植物性的胃柿石。

胃柿石的形成主要是因为柿子含有丰富的鞣酸，在胃酸的作用下形成一些不溶于水的沉淀，并与果胶、食物残渣胶合在一起，形成团块；山楂胃石的形成是因为山楂含果胶，在适当的 pH 下可发生胶凝，在胃内凝结形成结石。研究证明，空腹吃大量生山楂后喝茶、饮酒或多食增加胃液酸度的食物，是山楂胃石形成的主要原因。

大多胃结石患者会感觉上腹疼痛不适、恶心或呕吐，有些患者有类似消化不良的反应，如食欲不振、反酸、烧心等，少数患者可在上腹部摸到活动的硬性包块。

以上是最常见的几种胃病，此外，还有胃黏膜脱垂症、急性胃扩张、幽门梗阻、胃的良（恶）性肿瘤等。

# 为什么会得胃病

　　胃病是一种常见疾病，引起胃病的原因有很多种，最常见的包括细菌感染、饮食习惯、遗传、精神因素、药物刺激、烟酒刺激等，这些原因都会导致胃酸分泌过多，从而破坏胃及十二指肠的保护层，引起炎症或溃疡。

## 幽门螺杆菌

　　幽门螺杆菌感染是引起胃病的最主要原因。幽门螺杆菌是一种单级、多鞭毛、末端钝圆、螺旋形弯曲的细菌。这种细菌的传染能力特别强，可以通过手、不干净的食物和餐具、粪便等途径感染，在黏稠的环境中运动能力很强，强动力性是它致病的主要原因。

　　其实，人的胃壁有一种天然的保护机制，包括胃酸和蛋白酶的分泌功能、可溶性与不溶性的黏液层的保护作用以及有规律的运动等，能抵御经口入的千百种微生物的感染。而幽门螺杆菌进入胃里以后，借助菌体一侧的鞭毛提供动力来进入黏液层，到达上表皮后，通过黏附素牢牢地与上皮细胞联系在一起，避免随食物一起被胃排空。由于它具有尿素酶，分解尿素产生氨，在菌体周围形成保护层，使其能在酸性胃液中存活。自从人们在胃黏膜的表皮细胞中发现了幽门螺杆菌之后，才知道幽门螺杆菌几乎是唯一能够突破这一保护层的元凶。

　　如果想降低幽门螺杆菌的感染概率，就要在饮食方面注意：餐前洗手，分餐，不食生菜，不饮生水，少食腌制食品。

# 不当的饮食习惯

不当的饮食习惯是诱发胃病的一大重要原因。最常见的不当的饮食习惯主要有：吃饭不规律，很多人饿了就狼吞虎咽地吃一顿，然后一整天都不再吃饭，半夜饿了就补上一顿夜宵，又是大吃大喝，吃完倒头就睡，胃这时却要加班加点地消化食物；或是因为工作原因，总是加班或有额外任务，将吃饭的规律打乱，胃的运动也无规律可循，进入一种混乱的状态，导致消化不良，时间长了形成胃病。

不好的饮食习惯还包括不讲究卫生，经常在街边的小吃摊吃饭，或做饭时蔬菜清洗不干净，都容易导致食入大量细菌，发生恶心、呕吐或腹泻。过多进食辛辣刺激以及烧烤熏制的食物，也会对胃造成很大的刺激，摄入过多的致癌物质，容易患胃病甚至胃癌。

吃饭速度太快，狼吞虎咽，会增加胃的消化负担，导致消化不良，时间久了，就会患上胃病。

# 精神因素

除了最常见的"病从口入"，精神因素也是诱发胃病的不可忽视的原因。有的人很注意饮食情况，但胃病还是会自动找上门。这与人的精神和心理原因有关。思虑、忧愁过度，会直接导致脾胃气机阻滞，引起胃病。如果长时间得不到疏导，就会加重脾胃之气的虚衰，引起全身不适，免疫力下降。

过度愤怒会导致肝火上升，从而导致"肝旺乘脾"（肝气过盛，疏泄太多，横逆乘脾犯胃，脾胃受伤，运化失常），容易引起胃病。另外，过度的喜乐或者惊恐都会影响机体正常的生命活动，这些都容易伤害到胃。

　　因此，要想预防胃病的产生，仅仅从饮食方面来调养是不够的，还要对精神因素加以关注，并从各个方面来调节自己的精神状态，争取让自己处于平和的心境中，以积极乐观的态度来应对工作和生活中的压力，才能拥有一个健康的胃。

# 哪些人容易患胃病

## 公司白领：加班加出胃病来

黄女士在一家大型企业工作，是典型的白领。她每天花时间打扮，十分得体地去上班，下班回到家却累得妆都不想卸。公司的任务很多，所以她得经常加班，一加起班来，晚上9点、10点吃晚饭都是常事。由于饿同时也为了缓解自己焦虑和烦躁的心情，她经常把一些零食放在手边，一边忙一边往嘴里塞零食。最近，黄女士感觉自己的胃总是隐隐作痛，还有腹胀的感觉，严重的时候，刚吃下一点儿东西就觉得恶心想吐。去医院一检查，原来是患了胃病。

白领们每天工作紧张又不规律，上班"朝九"，下班却不是每天都"晚五"。工作忙起来事情一多，就只有两个字——加班。虽然白领一族日益重视起自己的健康，周末及节假日往往都去健身场所健身，且各种应运而生的食疗、针灸、按摩行业更是受到他们的青睐，相应行业的发展如雨后春笋，但是这些都不能阻挡胃病侵袭他们的步伐。

白领一族患胃病的罪魁祸首就是饮食极不规律。加班是白领经常面临的情况，很多时候会加班至深夜，回到家已经饿得饥不择食，大肆地狼吞虎咽一阵，撑得胃难受。长此以往，对胃造成了严重的伤害。

除了加班，还有一种情况会伤胃。因为工作太忙，应酬多，喝酒、吸烟，打乱了胃的消化节律，就会造成胃病。

另外，像黄女士一样，为了缓解压力而爱吃零食的白领大有人在，不断地吃零食，使胃得不到休息，总是在加班加点地工作，胃不断蠕动，分泌很多胃酸，这会加重胃黏膜的损伤，患胃病也就在所难免了。

引发白领患胃病的最根本原因就是饮食不规律，所以，要想打好"保胃战"，白领们首先要让自己的生活规律起来，避免不规律吃饭和暴饮暴食情况的出现；争取定时定点地吃饭，不要吃得太多。另外，还要减少零食的摄入量。

## 销售人员：都是"应酬"惹的祸

小李是公司的销售人员，因为工作的关系，他经常要陪客户吃饭，很多问题都要在饭桌上解决。三天一个大饭局，两天一个小饭局，而饭局上喝酒是少不了的项目。现在，小李不仅发现自己"发福"了，"啤酒肚"已经成形了，而且还检查出了胃病——胃溃疡，但是仍旧要工作和应酬，他真是苦不堪言。

应酬，是销售人员都要面对的，而应酬也是导致他们患胃病的第一原因。应酬中的过量饮酒、吃饭时间不定、吃的高脂肪或高胆固醇的食物过多，又缺乏运动，大大增加了胃肠的负担，扰乱了胃的正常消化和吸收，诱发了各类胃肠病。应酬不仅搭进了时间和精力，最后可能一不小心，把自己的胃也给搭进去了。

销售人员护胃的要点就是在酒桌上，在拼酒之前，先多吃一点菜，特别是带叶的蔬菜，再吃一点面点类的食品，尽量少吃大鱼大肉和一些高脂肪类的食物；喝酒的时候，要学会照顾自己，不要拿命去拼，要知道身体才是本钱，把身体拼坏了，拿下多少客户订单都是空的。

# 记者：长期"心理输出"致胃病

小康是一名记者，经常要外出采访，遇到突发事件更是不管白天黑夜，都要立即赶赴采访现场，必须随叫随到，回来就要马上赶稿，通宵达旦对他来说是常事。因此，他的饮食完全规律不起来，吃了上顿，却不知道下顿到哪里吃、什么时候吃。而且由于工作压力大，小康每天都会抽很多烟。前几天小康胃痛难忍，去医院检查，医生告诉他患了胃病，小康对此一点也不奇怪，这是他意料之中的事。

全民胃健康工程调查数据显示，60%左右的媒体工作者患有胃病，有20%左右的人会经常感觉胃痛。这首先和他们的心理因素有关，记者要长期关注社会、关注他人的生存状态，很容易忽略自己的生活。同时，在采访、调查的过程中，还可能会遭受威胁、警告和恐吓，甚至有被殴打和报复的危险。在这种情况下，记者的心理上承受着非常大的压力，无法放松。而精神和心理上的压力，对胃健康有非常负面的影响。加上记者的生活和饮食极不规律，工作起来不分白天黑夜。心理因素和生活方式这两方面加起来，就给许多记者的胃增加了很大的负担，还有很多记者吸烟多，烟对胃的伤害也是很大的。这些因素一起发生作用，记者的胃就很容易出问题。

因此，记者要想有一个健康的胃，要付出比旁人更大的努力。尽量不让自己黑白颠倒或通宵熬夜，将工作放在白天进行，按时吃饭且最好戒烟，无论有没有胃病，吸烟对身体的伤害都非常大。另外，最重要的一点就是要对自己的精神和心理进行调节，不要总是处于紧张的状态，适时放松一下，清理心理垃圾，保持心境平衡。

# 空姐：精神紧张患胃病

小文是某航空公司的一名空姐，经常穿着漂亮的制服在天上"飞来飞去"，周围的小姐妹很是羡慕她。但是，大家只看到她表面的美丽风光，却不知道她内心的痛苦。工作了一年之后，小文的胃口越来越差，食欲不振，胃胀、胃酸使她很难受，为了保持笑容并能正常工作，她经常随身带着胃药，难受得厉害的时候就吃两片，可她胃病的症状还是一天天加重了。

空姐，是一个让人艳羡的职业，她们有着光鲜亮丽的衣饰、妆容和甜美笑容，还有一份在天空上"飞来飞去"的工作，这是很让人向往的。但是，在健康方面，她们却比平常人承受着更大的压力。在飞机上，空姐要随时应对突发情况，解决乘客提出的各类问题；在飞机出现某些状况的时候，安抚乘客的情绪，并协助机上工作人员解决各种问题。这些使空姐的精神始终处于紧张状态，成了引发她们胃肠疾病的首要原因。

这时，空姐要加强自身专业知识的学习，掌握各种应急方法，尽量做到处变不惊，使自己的精神状态保持平和；还要合理安排工作和休闲的时间，让自己多放松，不要总是处于紧张的状态。而且，如果像小文这样，经常要靠吃药来缓解胃病，就要注意慎重选择药物，不要只吃止痛药，这不仅治标不治本，有些药对胃黏膜的伤害还很大，可以选择一些抑制胃酸分泌和保护胃黏膜或促进胃排空的药，效果会比较好。

# SOHO 族：生物钟紊乱影响胃

阿九是一个 SOHO 族（自由职业者），他是一个自由撰稿人，以为一些杂志撰稿为生计，收入还不错，而且生活自由。可慢慢地，问题就出现了，由于长期不规律的生活起居和独自一人生活，他不仅感觉自己有点抑郁了，最糟糕的是他的胃开始和他"作对"了，不是胃疼就是胃胀，而且总是没有食欲。虽然生活自由了，但是他的胃也被这种自由给"害"了。

所谓"SOHO"，是英语 Small Office Home Office 的缩写，意思是在家里办公或者独自租用一个办公室，做自由职业者。"SOHO 族"一般包括自由撰稿人、作家、画家、职业玩家、网站设计人员和美编等，他们不用去固定的地方上班，也没有固定的上班时间，只要能完成任务，想什么时候工作就什么时候工作，比较自由。

SOHO 族的生活自由，是他们最值得炫耀的地方。可正是由于这样的自由，却容易让他们的生物钟处于紊乱的状态，有时候没有工作就昏天黑地地睡上几天，饭也不按时吃。工作来了之后又抓紧时间通宵达旦地赶任务，半夜饿了还吃夜宵，吃完之后又不运动，或者干脆倒头就睡，整个生活都处于混乱状态。吃饭、睡觉和工作的时间全部不固定、没规律，胃肠自然也跟着一起混乱，胃病自然就来了。

而 SOHO 族只要能够控制住自己，不要日夜不分，使生物钟恢复常态，好好吃饭、睡觉，胃病并不难治愈。另外，不要总是窝在家里不外出，工作之余，要抽时间出去运动运动，呼吸呼吸新鲜空气，与别人接触接触，这对身心健康都有好处。

## 中学生：饮食习惯不好 + 心理失调 = 胃病来袭

　　小江是一名高二的学生，平时喜欢吃零食，到了吃饭的时候不饿就不吃了，晚上饿了再去买些零食吃。由于他在学校住宿，家长管不到，这样的习惯就一直没有改过来，而且有的时候，考试没有考好或受到老师批评，心情不好，就吃不下饭，或者通过暴饮暴食来宣泄自己的情绪。久而久之，小江的父母发现他明显消瘦了，而且回家后吃完饭总说胃不舒服。小江的妈妈带他去医院检查，才知道小江的胃病已经很严重了。

　　中学生也是胃病高发人群之一，中学生大多是未成年人，自我约束能力不强，大部分人喜欢吃零食，爱到校园周边的小吃摊上吃饭，这样的饮食不仅不卫生，而且不规律，自然就会引起胃病。另外，中学生有心理负担也是引起胃病的一大因素，学习负担过重，缺少必要的放松，处理不好悲观和失落情绪，都会增加心理负担，增大胃病的发病率。

　　青少年阶段是发育的重要时期，如果患了胃病会对他们的健康成长造成非常不利的影响。因此，家长和学校都应该加强对未成年人健康的关注度，开展多种形式的健康教育，培养中学生良好的饮食习惯，才有利于他们健康成长。

# 哪些人的胃病容易恶化

胃病是一种慢性病，不能很快被治愈，需要很好的饮食调理和保养症状才会减轻并慢慢恢复。有些患者的胃病不但很难治愈，还容易恶化。一般以下几类人的胃病比较容易恶化。

## 常年吸烟的人

研究表明，吸烟不仅使肺癌的发病率增高，而且烟中的尼古丁易刺激胃，造成胃黏膜血运障碍，黏膜抵抗力下降，胃病易恶化。

## 应酬多，经常喝酒的人

在应酬的时候，酒桌上吵嚷喧闹，大家互相敬酒，不知不觉就喝多了。而且，酒桌上的人，一般都不怎么吃菜，光顾着喝酒或聊天，胃里空空的，又喝下大量的酒，这对胃的伤害是很大的。如果本来就患有胃病，这样长期折腾下去，胃病极易恶化，更有甚者还会导致胃出血和胃穿孔。而长期胃不舒服，用药物也不能缓解，是胃病恶化的前兆。

## 脾胃虚弱的老年人

很多老年人其实在年轻的时候就患有胃病，但是那时体质好、抵抗力强，吃点药，扛一扛就过去了，也没有认真治疗。随着年龄的增长，体质渐渐变差，年轻时潜伏在身体里的"隐形"疾病，老了的时候都纷纷"现形"了，胃病就是其中之一。

人随着年纪增大，胃黏膜抵抗力下降，加上很多老年人患有高血压、心脏病等，服用降压、抗凝、扩血管一类的药物，很容易引起胃痛，甚至发生胃溃疡、胃出血。

## 吃了多种胃药，但不注意养胃的人

胃病的特点是反复发作，易受饮食、情绪的影响。

有些胃病患者，胃药吃了不少，以为这样便可以治好胃病，或者说至少能控制住胃病不再恶化，于是在饮食和生活习惯方面就不再注意调理和养护了，仍旧饮食没规律或者喜欢吃一些辛辣、刺激的食物。而这样一边吃药，一边毫无禁忌地吃吃喝喝，就会影响药效，造成消化功能减退，不但控制不了病情，反而会引起病情的恶化。

# 小心，胃病会传染

在人们的印象中，好像胃病并不是一种传染病，因此，很少听说哪家有人患了胃病之后，家里的人采取什么措施以防传染的。但是，医学专家告诫人们：某些胃病，确实是会传染的！相关专家指出，胃病之所以会传染，是因为患者感染上了幽门螺杆菌。前文已经提到过幽门螺杆菌，它是一种附着在人类胃黏膜上的革兰阳性螺旋杆菌，其一般定植部位是在胃黏膜上皮细胞表面和胃黏液的底层。

王先生是一家企业的销售人员，平时应酬特别多，最近因为胃痛难忍去医院做检查。检查的结果是，他有轻微的胃溃疡。并且查出，他的胃部有幽门螺杆菌感染。于是，医生建议他的妻子和孩子也检查一下，看是否也感染了幽门螺杆菌。王先生家人听从了医生的建议，进行了检查。结果发现，他们也都被感染，全部都需要治疗。

幽门螺杆菌是导致胃病的罪魁祸首。大量的调查和研究证明，67%～80%的胃溃疡和95%的十二指肠溃疡是由幽门螺杆菌引起的，幽门螺杆菌与胃癌也密切相关，被世界卫生组织列为Ⅰ类致癌因子。专家们认为，幽门螺杆菌使胃病患者患胃癌的危险增加了2.7～12倍，如果没有幽门螺杆菌感染，35%～89%的胃病患者不会发展成胃癌。

胃病之所以会传染，就是因为患者的牙龈中存在幽门螺杆菌，可以通过唾液或飞沫传染给他人。如果有人感染了幽门螺杆菌，80%的家人都会感染这种细菌。因为它可以附着在筷子上，在夹菜的时候，它又会附着在菜上，被同桌进食的人吃到胃里。因此，才会出现上面提到的王先生一家人都感染了幽门螺杆菌的情况。

但是，也并不是所有的胃部疾病都会传染，像酒精、药物损伤性胃炎、功能性消化不良、胆汁反流性胃炎等就不会传染。确切地说，只有由幽门螺杆菌感染导致的胃病，才有可能传染。因此，患有胃病的患者最好到医院做全面的检查，看自己是不是感染了幽门螺杆菌，如果已经感染，那么就要采取一些措施，防止家人被传染。

专家指出，幽门螺杆菌主要通过口腔传染，为防止"病从口入"，一般预防措施包括以下几种。

## 实行分餐制

这是预防幽门螺杆菌传染最简单易行的方法。如果家中有人感染了幽门螺杆菌，最好实行"分餐制"，为感染了幽门螺杆菌的人准备专用的碗筷菜碟，使用后将其消毒。这样就可以防止一起吃饭的其他人也被感染。

## 勤刷牙

龋齿及牙菌斑中也会培养出幽门螺杆菌，勤刷牙是解决这一问题的好办法。另外，定期更换牙刷也很重要。

## 认真洗手

幽门螺杆菌还有可能附着在未清洗干净的蔬菜瓜果上，同样会附着在人的手上。所以，在生吃蔬菜瓜果时，一定要仔细认真地洗手和清洗蔬菜瓜果，以降低将幽门螺杆菌吃进胃里的概率。

通过这些预防措施，一般就不会轻易感染幽门螺杆菌了。已感染的患者也要注意自己的饮食习惯，除了遵医嘱按时吃药外，还要注意不要吃辛辣及刺激胃的食物，不要抽烟喝酒，多吃一些富含纤维素的东西，这样才能让胃病患者尽快康复。

# 胃病不能忍

## 忍耐"忍"出大事

由于胃病非常普遍，很多人并不把它当作很严重的疾病来对待。平时感到胃部不适或有胃酸胃胀、反酸恶心的症状时，大多数人只是扛一下，或者随便找一些普通的胃药吃。很少有人去医院检查，找出真正的原因，对症下药。于是，就出现了很多因不将胃病放在心上，平时胃病犯了就忍着，忍到最后却忍成了严重胃病甚至是胃癌的悲剧。

张力是一家公司的副总经理，平时工作很忙，应酬也多，饮食很没有规律。他经常感觉胃不舒服，胃疼、反酸、嗳气，严重的时候还会出现呕吐的状况。张力也知道他是因为工作忙碌和应酬时喝酒过多伤害了胃，可他总觉得胃病不算什么大病，周围很多人都有胃病，自己吃点药也就没事了，加上他平时工作忙，根本没有时间和精力在意自己的胃，所以，他从来也没有想过要去医院检查，只是包里随时都备着胃药，胃不舒服的时候就吃几粒。

这样的情况持续了很久，直到前几天，他的胃病症状越来越严重，到了无法再忍耐的程度，胃疼、胃胀，不想吃东西，并且出现了黑便。他这才慌了神，赶紧去医院，检查的结果是，他已经是胃癌中晚期了。

如果胃病没有及时发现并治疗，有可能转化成胃癌。而胃癌在早期并没有什么明显的症状，只是会有食欲不振、胃胀、恶心等普通胃病的表现，这也是人们会忽视它的原因。虽然胃病与胃癌并没有直接的联系，但是慢性萎缩性胃炎、胃溃疡、胃息肉、胃黏膜不典型增生等胃病，都与胃癌有一定关系。这些病的症状，如食欲不振、心窝隐痛、胃胀、上腹不适、反酸、呕吐、消瘦、乏力等，就容易被人们认为"没什么事"而不被重视，随着时间的推移，如果得不到有效治疗，就有可能发展成为胃癌。

## 止痛片"止"出大病

有的人经常胃疼，而为了快速地止疼，很多人就选择吃止痛片，虽然胃疼的症状可能暂时缓解了，但是这是明显的治标不治本的做法，长期依靠服止痛片来治胃疼，只会给胃造成更大的伤害，到一定程度后，就会出现严重的后果。

王大妈今年60多岁了，经常夸口自己体格好，不像很多老年人那样，动不动就去医院，她平时最会给自己"开药"，有点什么头疼脑热的，自己就买些药来吃。她的胃不怎么好，常常会感觉胃疼，每次胃疼她也是吃一片止痛片就好了。但是，前几天，王大妈又胃疼得厉害，她吃了几次止痛片也不管用，反而疼得更厉害了，后来甚至开始吐血。家人赶紧把她送到医院，检查后发现，王大妈已患有胃溃疡，胃黏膜表面还在不断出血。

由于止痛片的止痛效果很明显，很多人在感觉到胃疼的时候就吃止痛片来止痛。但是，止痛片会直接损伤胃黏膜，破坏胃黏膜的屏障，导致急性胃炎或者胃出血。胃黏膜受到损害后，就更容易加重病情。

　　因此，有了胃病千万不能忍着，更不要乱给自己开药，尤其是有些明显的症状长期存在时，一定要马上去医院做正规的检查，以免延误病情，追悔莫及。

# 第二章

Baituo Weibing

# 哪些习惯会让胃"很受伤"

　　脾胃是后天之本，深受生活习惯和饮食习惯的影响。进食不规律、经常暴饮暴食、经常喝冷饮……都有可能伤及脾胃，导致胃肠生病。那么生活中，你有多少不良的小习惯呢？或许你的胃正在经受着这些习惯带来的"折磨"。

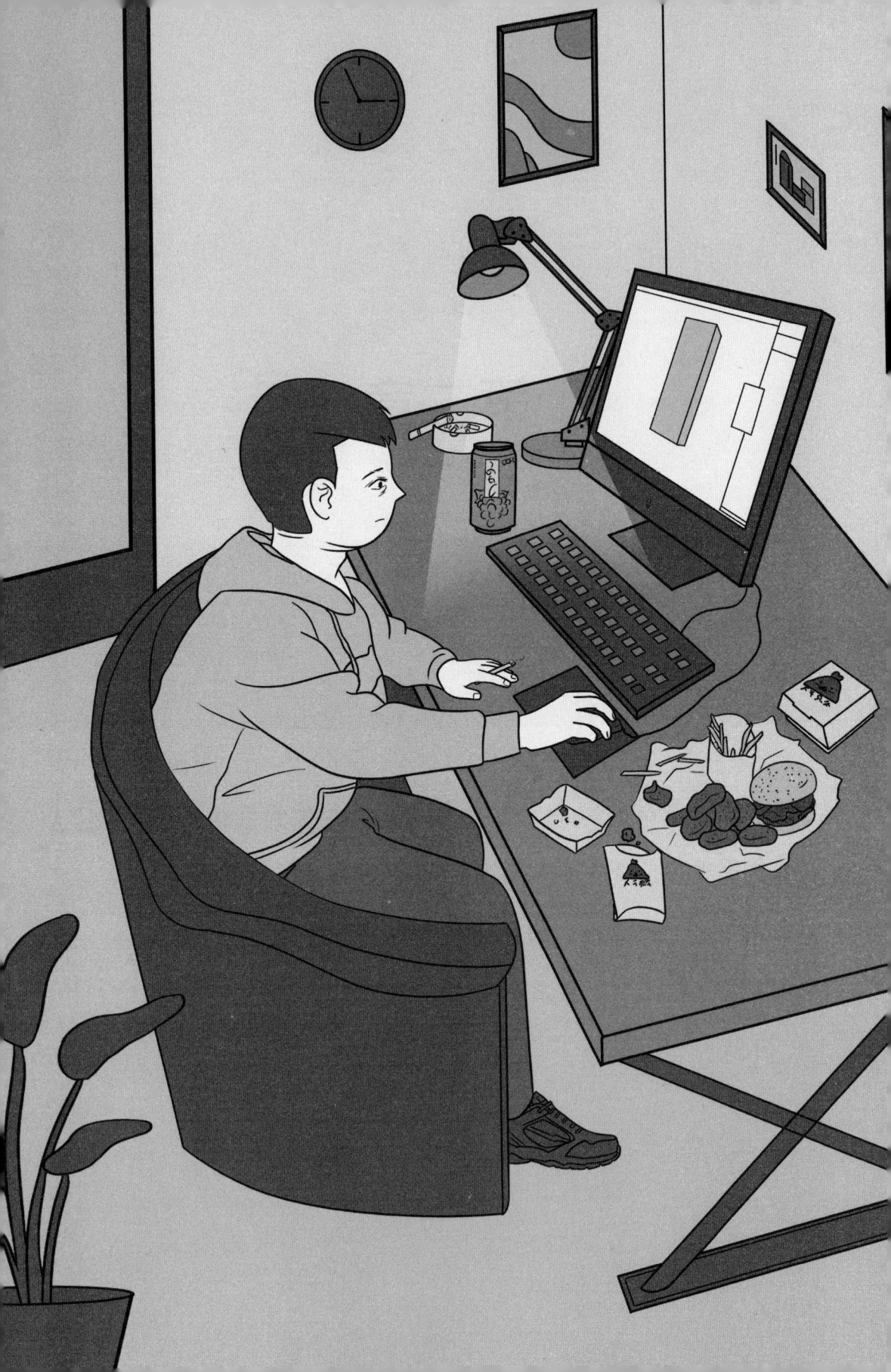

# 七大饭后习惯会让胃 "很受伤"

饭后是一个让人放松的时间段，尤其是晚饭后。结束了一天忙碌的工作，吃过晚饭之后，很多人都会放松又享受地做一些自己喜欢的事来慰劳一下自己。可人们饭后的一些小习惯中，也隐藏着危险，稍有不慎，就会对胃造成很大的伤害。看看下面不健康的饭后习惯中，你有几个？

## 饭后吸烟

"饭后一支烟，赛过活神仙。" 这句话不知被多少吸烟的人说过，也不知有多少人正在亲身实践着这一 "赛过活神仙" 的做法。但是，这里要告诉你的是，饭后一支烟，不但比不上神仙逍遥，反而会害了你的胃。

饭后吸烟的危害比别的时间吸烟大10倍！饭后吸烟会使胆汁分泌增加，容易引起胆汁反流性胃炎。同时，还会抑制胰蛋白酶的分泌，对食物的消化造成不利影响，直接损害胃和十二指肠；影响胃黏膜血管收缩或直接刺激胃黏膜，引起酸碱度失衡，使胃肠的消化功能紊乱，不能很好地消化、吸收食物。

## 饭后吃水果

多吃水果有利健康，但是饭后马上吃水果，不但不利于健康，反而会对健康造成很大的危害。吃完饭后，胃里的食物需要 1～2 小时来进行消化。如果饭后立刻吃水果，吃下去的水果会被胃里还没来得及消化的食物阻挡住，不能得到及时消化，进而引起腹泻、腹胀或者便秘等。

所以，饭后不要马上吃水果，至少要间隔 1 小时左右。饭前 1 小时吃水果，更有利于健康。

## 饭后松裤带

吃过饭后，很多人会因为吃得太饱，感觉胃部饱胀而放松裤带来"轻松"一下。这样的放松，可能是引起胃下垂的主要原因。因为吃得很饱后放松裤带，会导致腹腔内压力增大，胃部被迫下垂，时间长了，就会变成胃下垂。

## 饭后喝茶

首先，饭后喝茶会冲淡胃液，不利于胃的消化。其次，茶中含有大量鞣酸，鞣酸与胃中还没有来得及消化的蛋白质结合，会形成不容易消化的沉淀物，从而影响蛋白质的吸收。另外，茶还会影响铁元素的吸收，长期饭后饮茶会导致缺铁性贫血。

## 饭后剧烈运动或劳动

饭后立即从事剧烈运动或繁重劳动，极易引发胃病。人进食后，身体会自动调节，使大量的血液集中于胃肠，以促进胃肠的消化和吸收更好地进行。如果饭后立即进行剧烈的运动或繁重的劳动，就会导致血液不能很好地集中于胃肠中，使胃黏膜供血、供氧不足，消化和吸收功能下降。如果总是受到这样的影响，就会引发胃病。

## 饭后唱卡拉 OK

一群朋友聚过餐后，习惯再成群结队去卡拉 OK 一展歌喉，狂欢一场。情绪高涨的人们不知道，这样对胃没有一点好处。吃完饭之后，人的胃部饱满，胃壁变薄，血流量增加。在唱歌的时候，会使膈膜下移，腹腔压力变大，较轻的状况是引起消化不良，严重时会引起胃肠的其他疾病。所以，吃完饭后还是聊聊天比较好，不要急着去唱歌，否则，你的胃可能会扫了你的兴。

## 饭后洗澡

有人习惯在吃完饭后洗个舒舒服服的热水澡，这是个不好的习惯。因为洗澡的时候，体表血流量会增加，而胃肠内的血流量就会相应减少，致使胃肠的消化功能减弱，出现消化不良的现象。

# 胃病多因"泡饭"起

生活中，很多人有吃"汤泡饭"的习惯，白水泡饭、茶泡饭、菜汤泡饭、米汤泡饭、酱油泡饭……白米饭只要加了"汤"，滋味似乎就好了起来。在上海，茶泡饭甚至已经成为一种习俗、风尚。但实际上，这种饮食方式极不科学，是伤胃的，长期如此可导致胃炎或消化不良。俗话说的"汤泡饭，嚼不烂"就是这个道理。

人们认为，白米饭因加了汤而变得更加绵软了，也更容易下咽了，应该也非常适合消化，然而事实上恰恰相反，汤泡饭并不像大家想的那样容易消化。

人体消化是一个逐渐"累积"的过程。人们进食时，食物经过口腔的咀嚼，经过坚硬牙齿的"粉碎"，使"大块"食物变成细小颗粒。在这个过程中，口腔中的唾液腺不断分泌唾液，舌头不断搅拌食物，使得食物与唾液充分混合，并将食物中的淀粉变成甘甜爽口的麦芽糖。当然，嘴巴在咀嚼时，也通过刺激舌头上的味觉神经，向大脑发出"信息"，通知胃、肠、胆、胰腺等其他消化器官做好准备。胃肠在接到信息后，消化液分泌加强，蠕动力也增强，从而为食物的进一步吸收做好了准备。

然后，这些变成细小颗粒的食物，由口腔进入了胃，开始了另一段消化的旅程。对胃来说，尽管胃酸腐蚀性强，但因为胃的蠕动力量有限，相对大块的食物依然不能很好地被消化，而汤泡饭的形式，将饭和汤水混在一起，致使食物在口腔内还未被完全嚼烂，就被吞下去了。食物没有被充分"粉碎"，与唾液混合得也不充分，口腔中的淀粉酶，以及胃中的胃酸又被汤水稀释，再加上舌头上的味觉神经没有受到应有的刺激，胃、肠等其他消化器官准备得还不够充分，食物就纷纷而至了，最终影响了消化和食物营养的吸收。另外，未被完全 "粉碎" 的食物进入胃后，增加了胃肠的负担，长此以往，就会出现胃肠功能紊乱、消化不良等问题。

对处于生长发育期的孩子，或者脾胃功能变弱的老年人来说，经常吃汤泡饭的危害还不止这两点。孩子在成长发育过程中，经常吃汤泡饭，不仅会妨碍胃肠的消化，影响孩子对营养的吸收，还会导致孩子咀嚼能力减退、咀嚼肌松弛，严重时将影响孩子成年后的脸形。而老年人脾胃功能本已变弱，咀嚼可使食物更细小，有助于消化和减轻胃肠的负担。此外，咀嚼可以通过下颌关节运动，刺激头部血液循环，增强大脑皮质功能，有助于预防大脑衰老。因此，老年人即使牙口不好，也要尽量少吃 "汤泡饭"，可以适当将饭煮得软烂些，或者及早镶上牙齿，恢复咀嚼。

值得一提的是，饭前喝汤和吃稀饭，与吃汤泡饭的结果是完全不同的。饭前饮少量汤，可湿润口腔和食管，并适当刺激口腔及胃分泌消化液，对消化是有益的。而稀饭因煮制时间较长，质地稀软，淀粉已经被分解成了容易被胃肠吸收的糊精，也有助于消化。生活中，大家要将这两点区分开来。

# 空腹吃会伤胃的食物

在饿的时候，我们常常会"饥不择食"，抓过手边的食物就吃。其实，有很多东西空腹吃的话会有很大的伤害。下面就来归纳一下那些不宜空腹吃的食物。

● **牛奶**：有人习惯早晨起来后，喝一杯热牛奶当作早餐，并认为这样非常有营养。这是极不科学的做法。一方面，这是在浪费牛奶，因为早上起来腹内空空，喝下去的牛奶被转化为热能消耗掉，致使其中含有的营养不能被充分消化和吸收；另一方面，早上起来的时候，人体内的乳糖酶很少，喝下去的牛奶中的乳糖不能被消化和吸收，反而会被肠道内的细菌分解，产生大量的酸液和气体，刺激肠道的收缩，从而引起腹泻和腹痛。所以，不要空腹喝牛奶。在喝牛奶之前，应该先吃点东西，或者和馒头、包子等面食一起吃，才能保证牛奶中的营养被充分吸收，并且减少对胃的伤害。

● **西红柿**：红彤彤的西红柿看起来漂亮，吃起来酸酸甜甜，很多人喜欢拿它来充饥，或者在减肥节食的时候拿它来当饭吃。但是，空腹吃西红柿对胃的危害非常大。因为西红柿中含有很多的果胶、鞣酸和可溶性收敛剂等成分，这些成分很容易与胃酸发生反应，生成一种不溶解的块状物。这些硬的块状物会将胃的幽门堵塞，使胃内的压力升高，引起急性胃扩张而感觉胃部胀痛。

● **橘子、山楂**：这两种水果中含有大量的果酸、有机酸、山楂酸和枸橼酸等，空腹食用，会刺激胃酸分泌加快，损伤胃黏膜，出现胃酸、胃胀、嗳气等症状。而且，在饥饿的时候进食橘子或山楂，不但不会有饱的感觉，反而会加重饥饿感，还有可能引发胃痛。

● **柿子**：柿子中含有大量的柿胶酚、胶质、果胶、可溶性收敛剂等成分，这些物质会与胃酸一起产生反应，生成胃柿石，引起胃痛、恶心、呕吐、胃溃疡、胃扩张，严重的时候还有可能造成胃出血和胃穿孔等。

● **大蒜**：大蒜中含有大蒜素，有强烈的辣味。空腹吃蒜，大蒜素会刺激肠壁和胃黏膜，造成黏膜血管充血、水肿和组织液分泌过多，导致胃痉挛，影响胃肠的消化功能，引起急性胃炎。

● **白薯**：白薯非常充饥，因此有很多人喜欢在饿的时候，就把白薯当饭来吃。这样做，饿是解了，但是胃也伤了。白薯中含有单宁酸和胶质，会形成过多的胃酸，造成反酸、烧心等。

● **茶**：空腹喝茶会抑制胃液分泌，降低消化功能，严重的还会引起"茶醉"，感觉四肢无力、头晕、精神恍惚、心悸、头痛等。

● **酒**：空腹饮酒，酒会直接刺激胃壁，损伤胃黏膜，引起胃炎和胃溃疡，严重的可导致吐血。因此，不要空腹饮酒，在饮酒前最好吃点儿东西，或者一边喝一边吃食物，会减少对胃的损伤，且不容易醉酒。

● **冷饮**：在夏天的时候，人们通常没有食欲，而很多人就把冷饮当作食物，不仅能"充饥"，还能降温。但是，温度较低的冷饮进入胃后，人的体温会迅速降低，低温会扰乱胃肠正常的蠕动，导致消化不良；同时还会刺激胃黏膜分泌"压力荷尔蒙"，导致神经失调，压力上升。

● **黑枣**：黑枣中含有大量的果酸和鞣酸，会与胃中的胃酸和蛋白质结合，形成硬块，很难消化，并会引起胃痛、胃酸，吃得过多还会发生恶心、呕吐的情况。

# 常吃夜宵易伤胃

很多上班族由于工作太多，时间太紧，白天的两顿或三顿饭都吃得不好。于是在结束了一天的紧张工作后，终于有充足的时间和放松的心情来好好享受属于自己的时光了，很多人就把晚餐和夜宵当成犒劳自己的一顿饭。这导致很多人在晚上都会吃得很多，并且由于时间的关系，还吃得很晚，有人甚至在晚上 10 点多还在吃夜宵。吃完了之后，不到 2 小时就上床准备睡觉了。

这种生活习惯对胃的伤害特别大，如果长期保持这样的习惯而不有意识地控制和改善，那么，胃肠疾病很容易找上门。

睡前吃东西最容易引起的胃病是胃液反流。睡前吃很多食物，吃到很撑，饭后不到 2 小时倒头就睡，胃内压力大，贲门松弛，胃酸倒流入食管，这就是胃液反流。这会导致酸性胃内容物由胸口涌到喉咙，胸口灼热、疼痛等不适感的出现，还会引起食管溃疡等并发症。严重的还可能造成食管出血，形成食管下端狭窄，引起吞咽食物困难，以及食管上皮细胞被胃的上皮细胞取代，形成癌变。

研究发现，每个星期出现一次胃痛、胃灼热或胃酸反流症状的人，患食管腺癌的概率比一般人高出 8 倍。而食管腺癌是食管癌中最严重的一种。

除了易引起食管癌之外，胃癌也是不容忽视的。日本学者经过多年的调查和研究得出了"常吃夜宵的人易得胃癌"这一惊人的结论。

因为胃黏膜的上皮细胞是十分脆弱的，2～3 天就要更新一次，白天的时候胃承担着消化一日三餐的任务，那么自身的修复就要放到晚间。但是如果常吃夜宵，就会使胃肠加班加点消化很晚吃下的食物，根本没有时间来进行自我修复，胃黏膜就会处于更新失常的状态。

夜宵不但会妨碍胃黏膜的更新和再生，而且还会变本加厉地损伤胃黏膜。吃了夜宵就入睡，食物滞留在胃里，会促进胃液大量分泌，对胃黏膜造成过度刺激。再加上胃黏膜不能正常更新，久而久之，胃黏膜自然就会出现溃疡、糜烂、抵抗力降低的情况，患胃癌的可能性就大大增加了。调查显示，在 30 ～ 40 岁的胃癌患者中，晚饭时间不规律的人数超过 30%。

另外，如果爱吃夜宵的人出现胃痛、胃胀、食欲不振、消化不良的症状，一定不能掉以轻心，不要随便吃点胃药就了事，而必须去医院认真检查，看看自己是不是患了严重的胃病，因为这些症状也是食管癌、胃癌、大肠癌的早期症状。此外，要对自己的生活与饮食习惯进行很好的控制和调整，不要在深更半夜快上床睡觉的时候，还吃得很撑，即使饿也只能少吃一点，稍微晚一点睡，给胃充足的时间来消化。不可为了一时的口腹之欲而大吃特吃，否则，满足了口，却伤害了胃。

# 喜食烫食易伤胃

中国人对热的食物情有独钟，热乎乎的面条、饺子，冒着热气、咕咕沸腾的滚烫火锅，都是我们钟爱的美食。特别是在冬天，外面天寒地冻，如果一家人或一群好朋友围坐在桌前，必须得有热气腾腾的一桌饭菜或火锅，才能让气氛"热"起来，让大家从外面暖和到心里。而且，冬天气温较低，为了御寒，大家在吃饭的时候总是爱"趁热吃"，烫烫的食物滑落到胃里，才会觉得"舒坦"。但是，这样"舒坦"的代价可能使胃的健康遭受损害，饮食过热与食管癌等的发生有很大的关系。有关调查表明，喜欢吃烫食的人，患胃癌的概率是常人的 4.22 倍！

人的食管壁是由黏膜组成的，黏膜非常脆弱、娇嫩，只能耐受 50～60℃的食物。如果吃下去的食物超过了这个温度，黏膜就会受到刺激和损伤。食物在非常烫的时候被快速咽下，那时食物的温度会达到 70～80℃；烫嘴的茶水在被喝入的时候，有时候最高温可能达到 80～90℃。这么高温度的食物和水不加冷却就进入食道，会对食管壁的黏膜造成很严重的损伤，烫伤食管壁。

喜欢吃烫食的人，食管壁的黏膜在上次烫伤还没有恢复的情况下，又受到新的伤害，这样反反复复，会引起黏膜质的变化。若食管壁的黏膜长时间得不到修复，就会慢慢形成肿瘤。而且，食物在消化道内进行消化时，最适宜的温度是接近人体体温的温度，这样才能保证消化正常顺利进行。否则，太热的食物会导致气血过度活跃，胃肠道血管扩张，对胃肠造成刺激，引发胃肠疾病。

因此，"趁热吃"不仅不能暖胃，反而会伤胃。最适宜的食物温度是人的口感觉"不凉也不热"。很多人在喂孩子吃饭的时候会轻轻吹气，让食物变凉，感觉不烫的时候再喂给孩子，其实这样的温度，对成人也是最佳的温度。同样，人在喝水的时候也要注意温度。太烫的水不但会损伤食管壁，还会破坏牙齿的牙釉质。所以，饮水的温度应该控制在18～45℃，即使在寒冷的冬天，热水的温度也不应超过50℃。

不要贪图热乎或者"过瘾"，就不管不顾地吃很烫的食物，还是要替我们的食道和胃肠想想，如果"冒犯"了它们，不但再没有吃烫食的"舒坦"机会，很可能连好好吃饭的机会都被"剥夺"了，那时候只能面对着热气腾腾的饭菜后悔了。因此，从现在开始，好好照顾你的食管和胃吧。

# 常喝胖大海易致脾胃虚弱

吴女士是一名中学教师，由于每天要讲很多课，她经常觉得嗓子不舒服。有朋友推荐她泡一些胖大海来喝，对她这种因为用嗓过度造成的嗓子难受的情况很有效果。于是，吴女士就去买了一些胖大海泡着喝试试。喝了一阵子，嗓子果然感觉好多了，于是她就又买了一些，每天泡茶喝。

可是前不久，吴女士觉得不想吃饭，而且还出现了腹泻的症状，她吃了一些胃药，症状还是不见减轻，而且还有加重的迹象。于是，她就去了医院，检查之后也没有发现什么大问题。医生问她最近吃了什么东西，吴女士说没有吃什么特别的东西，只是在喝胖大海。医生询问了她喝胖大海的时间，最后对吴女士说："你的这些脾胃虚寒的症状，都是因为长期把胖大海当茶喝引起的，胖大海虽然对咽喉疾病有好处，但也不能当作茶经常喝。"

胖大海是一种中草药，在临床上，经常用来治疗声音忽然嘶哑，并且伴有咽喉痛、口渴、咳嗽的病症，或者因高声喊叫而导致的声音嘶哑等症状。这是因为胖大海性味甘寒，有利咽解毒、清肺热、开肺气、润肠通便等功效，尤其适合用来"开音治喑"。所以，很多人一觉得嗓音嘶哑或嗓子不舒服，就用胖大海来治疗和缓解症状。

但是，从中医角度来看，引起喑哑的原因有风热、风寒、肺肾阴虚、气滞血瘀等，而胖大海只是适用于因为风热邪毒引起的咽喉喑哑和不适，并不是所有的咽喉病症都能靠胖大海来解决。所以，一有咽喉炎症就喝胖大海，是一种不科学的做法。

　　如果不对症用药，动不动就喝胖大海，不但不能及时治疗咽喉病症，更糟糕的是，胖大海本身还会对身体造成一定的伤害。相关药理研究证实，胖大海可以促进小肠的蠕动，产生平缓泻下的作用。如果长期过量地饮用胖大海，会导致脾胃虚寒，出现饮食减少、腹泻、胸闷、消瘦等症状。特别是原来就患有腹泻病症的患者，饮用胖大海会加重症状。这就是吴女士出现那些身体不适的原因。

　　除了对脾胃的不利作用，因胖大海中含有很多半乳糖、半乳糖乙酸、半乳糖醛酸、阿拉伯糖等，泡水喝的时候，会使人摄入很多糖分，这对糖尿病患者很不利。因此，糖尿病患者最好少喝或不喝胖大海。另外，胖大海具有降压功效，血压正常或偏低的人不宜长时间饮用，否则会出现血压过低的危险。

　　俗话说"是药三分毒"，不少药都会有不良反应，胖大海也不例外。因此，那种把胖大海当作茶来泡着喝，以此来"保养咽喉"的做法是十分不可取的，时间长了，不但嗓子没有想象中保养得那么好，反而会出现其他的病症。

　　因此，饮用胖大海也要注意对症下药，病症减轻之后就要马上停用。某些咽喉病症用胖大海来缓解确实很有效，比如，急性扁桃体炎，可用 3～5 枚胖大海泡水服用 2～3 天，症状减轻后就要停止服用；或者由风寒感冒引起的咽喉肿痛、声音嘶哑，也可以用胖大海 5 枚、甘草 3 克，泡茶饮用 2～3 天，如果有效果就应停用，如果症状不见减轻的话，就要去看医生。

　　可见，好东西用对了地方就能起到好作用，但是如果乱用的话，可能就会引起别的麻烦。吴女士听到医生这么说，才知道是自己在不了解胖大海的情况下就乱服用，才给自己找来了麻烦，表示以后再也不敢随便"用药"了。

# 感冒就喝板蓝根易伤胃

2003 年"非典"蔓延和 2009 年"甲型 H1N1"流感到来时，板蓝根都大受追捧，被作为提高免疫力、预防传染病的最佳药材。于是，板蓝根被很多家庭作为"家庭必备良药"。"有病的时候喝板蓝根治病，没病的时候喝板蓝根防病"，似乎成了一种防病保健的时尚。可是，就因为这种观念，有的人本来没病，却"防"出了病。

陈先生是一个特别注意健康保健的人，冬天到了，感冒频发。他听说板蓝根有预防感冒、提高免疫力的效果，于是就从药店里买回了十几大包板蓝根，每天冲着当茶喝，还动员老伴和女儿一起喝，说是对身体好。可是老伴和女儿都说："没病喝什么药啊？"拒绝和他一起"预防"。陈先生也没在意，只是自己坚持每天喝板蓝根。

陈先生这样喝了十多天。忽然有一天，他感觉胃痛难忍，什么都不能吃，吃了就要吐。老伴和女儿赶紧把他送到了附近的医院，医生检查询问之后告诉他，就是他用来"防病"的板蓝根成了"致病"的根源。

现代医学研究表明，板蓝根确实具有广谱抗菌的作用，包括痢疾杆菌、沙门氏菌、溶血性链球菌等；同时，板蓝根具有消炎、退热、止痛的功效，还可以用于治疗病毒性感冒、流行性乙型脑炎、扁桃体炎、肺炎等疾病。

板蓝根有如此多的功效，以至于很多人误以为多喝一些板蓝根就会使身体更健康。于是出现了很多像陈先生一样的人，在没有病的情况下也喝板蓝根来防病。其实，这是非常不可取的。因板蓝根性寒，容易伤胃，容易损伤胃黏膜，杀死白细胞，多喝会引起一系列胃肠不适的现象，出现胃痛、食欲不振等症状。体质偏寒的人，如果经常感觉脾胃不和、身体怕冷，并经常腹泻，就更要慎用板蓝根。

尤其是小孩子，由于脾胃功能尚未健全，如果大量服用板蓝根，后果更加严重。临床上出现过很多小孩子由于过量使用板蓝根，造成过敏反应或者消化系统、造血系统受到损害的例子。所以，小孩子服用板蓝根，千万不能和成人使用相同的剂量，更不能长期大量服用。

因此，用板蓝根的时候要慎重，应当在医生的指导和建议下服用，或者根据说明书中所示的症状来选用板蓝根，并依照说明剂量来服用，而不要自己经常大量乱用板蓝根。否则，可能病没治好，又添新病。

# 抽烟和喝酒，胃的杀手

喝酒对胃的伤害很大，这是众所周知的事实。酒精会直接伤害胃黏膜，酒的主要成分是乙醇，喝进胃里的酒 80% 被十二指肠及空肠吸收，20% 被胃吸收，并且吸收的速率非常快。长期嗜酒的人会由于胃黏膜的损伤而发展成为浅表性胃炎。

另外，酒精会刺激胃壁细胞和刺激胃泌素分泌，产生更多的胃酸，引起反酸、烧心的症状。喝酒还可能直接造成幽门括约肌松弛，造成胆汁反流。

喝太多酒还会出现胃出血的状况。由于大量喝酒，胃黏膜遭到严重破坏，加上醉酒呕吐的时候用力过大，使本来就被损伤的胃黏膜出现撕裂，导致胃出血。

比起喝酒，吸烟对胃的伤害有过之而无不及。吸烟除了对肺有很大的伤害之外，对胃的伤害也是十分严重的。一是烟中的"罪魁祸首"尼古丁会作用于迷走神经，使胃肠的正常活动遭到破坏。它会引起黏膜下血管的收缩和痉挛，致使胃黏膜缺血、缺氧，从而破坏胃黏膜。二是吸烟会引起胆汁反流。因为吸烟会使幽门括约肌松弛，受此影响，胃的正常运动功能遭到破坏，胆汁和十二指肠肠液反流入胃中，而胆液中的胆酸对胃黏膜有很大的伤害作用，使胃黏膜发生糜烂或出血，从而引起糜烂性胃炎、胃溃疡和萎缩性胃炎。

近年来又有新的研究发现，吸烟还会对胃黏膜合成前列腺素造成影响，前列腺素可抑制平滑肌收缩，抑制胃酸的分泌，防止一些强酸、强碱以及无水酒精等对胃的伤害；而且它还能改善胃部血液循环，从而起到保护胃黏膜的作用。但是，吸烟却抑制了前列腺素的合成，胃黏膜也就失去了相应的保护，并导致已经受伤的胃黏膜更加难以恢复。

另外，吸烟还会增加胃的蠕动，促进胃酸分泌，胃酸分泌过多，也会对胃黏膜造成影响，易形成胃溃疡和胃炎等病症。研究显示，吸烟者溃疡病的发病率是不吸烟的人的 2 ～ 4 倍，每天吸烟 20 支的人，约40% 会发生胃黏膜炎症。

吸烟的人一旦得了胃病，想要治愈也是一件非常困难的事。在治疗的过程中，胃又不断地受到伤害，反反复复。有人做过这样的比较，给同是患有胃炎或胃溃疡的患者以相同的药物治疗，结果不吸烟的人的胃病治愈率高达 90%，而吸烟人的治愈率仅为 63%。吸烟还容易引起胃病的复发，对一组吸烟和一组不吸烟但同时患有胃病的人进行相同的治疗，然后让两组患者同时停药，进行比较发现：不吸烟组人的胃病复发率为 53%，吸烟组人的复发率却高达 84%。

如果既吸烟又喝酒的话，那会大大增加胃黏膜受损伤的机会，与烟酒都不沾的人相比，每天吸烟 20 支同时每 2 周饮酒超过 5 次的人，患胃癌的风险增加 4.9 倍。

烟酒都是身外之物，胃却与你同呼吸共命运，没有烟酒你也可以活得很好，甚至更好，但是如果没有一个健康的胃，却无论如何也不会有舒服的日子可以过。所以，吸烟、酗酒有害健康，还是早点戒了吧！

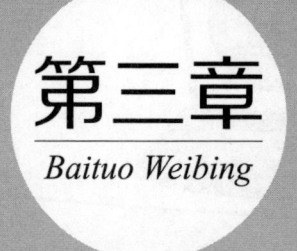

# 第三章
**Baituo Weibing**

# 不同胃病的治疗方法

　　胃是居于腹部的"口袋"状消化器官，能分泌大量胃酸，消化我们吃进去的美食。但这个"口袋"也有"罢工"的时候，也会给我们的身体带来伤痛。不同的"罢工"部位需要不同的"解决"方式，也就是说，不同的胃病需要不同的治疗方法。

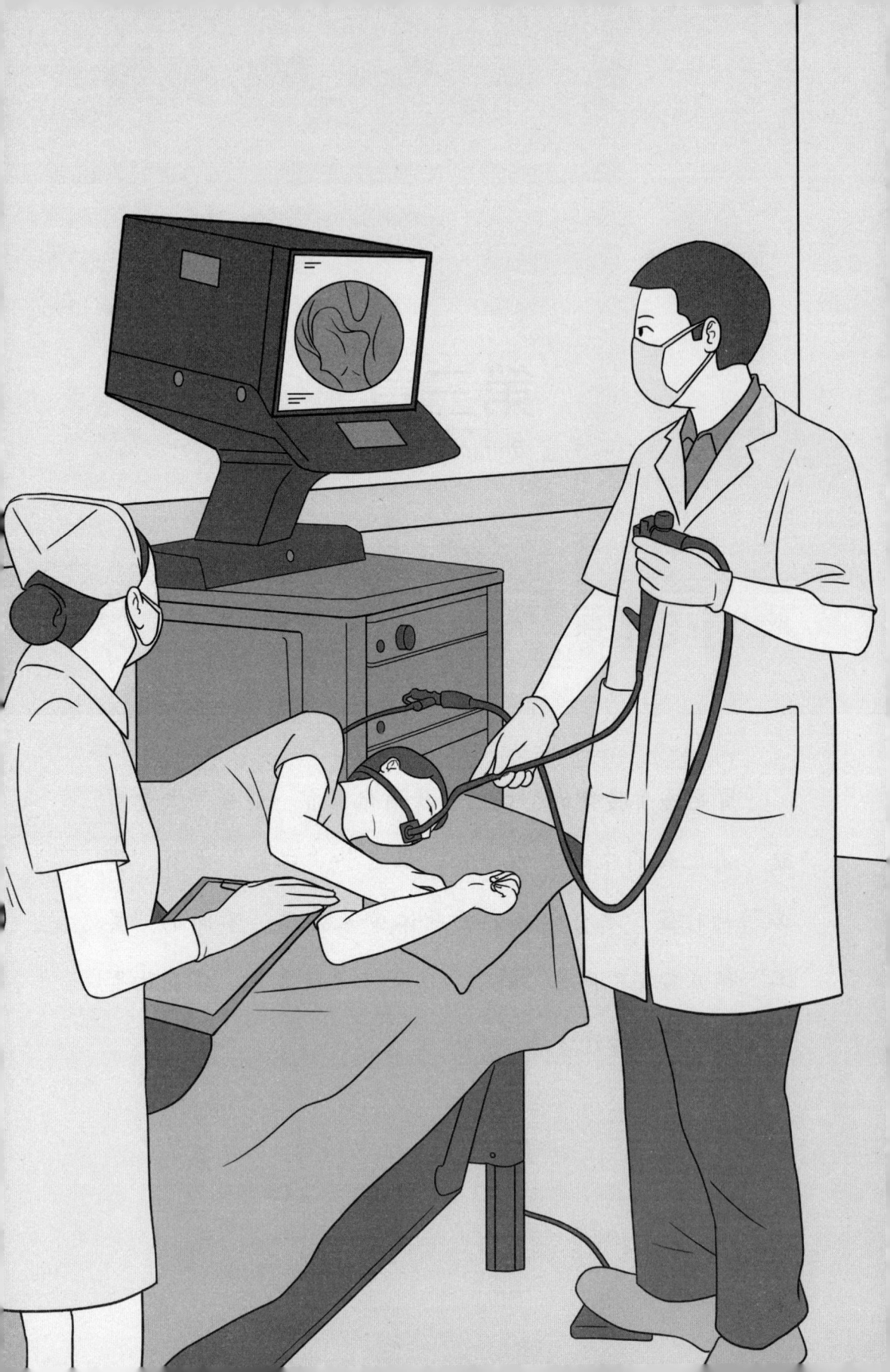

# 胃炎的治疗和用药

胃炎，简单地说，就是胃黏膜发生的炎症。很多人平时感觉胃部不适，大多是因为胃黏膜发生了炎症而引起的，都可以归入"胃炎"一类，是最普遍的胃部病症。平时我们最常见的对于胃炎的分类，是将其分为急性胃炎和慢性胃炎两种。

## 急性胃炎

急性胃炎的症状轻重不等，但是病情都较急骤，导致急性胃炎的原因比较明确，包括暴饮暴食、大量饮酒或者是吃不干净或者变质的食物、胃部着凉等。症状一般表现为上腹疼痛、恶心、呕吐、嗳气、食欲不振等。另外，由药物或应激因素引起的胃炎，还会出现呕血和黑便的情况，但是并不多见。

急性胃炎的病程一般都比较短，病情较轻的患者 1 ～ 2 天即可好转，无须用药，只需要在饮食上注意和调整一下即可，如减少进餐量、吃一些细软的食物等。中度或比较严重的患者由于经常会出现较重的呕吐和腹泻，就要去医院进行治疗，常用的药物主要有抗生素，调整肠道菌群的微生态制剂，专门针对腹痛、呕吐的药物，等等。

除了进行药物治疗之外，从饮食方面进行辅助治疗，对促进急性胃炎早日治愈也是非常重要的，患者在自己的饮食方面一定要把握好，一般可以从以下几个方面来多加注意。

● **多吃易消化的食物，减轻胃肠负担。**急性胃炎患者在患病期间或病情刚刚缓解后，胃肠经过一阵折腾，已经变得非常脆弱，消化功能和胃肠的蠕动活力都有一定程度的降低，需要进行精心保养，帮助胃肠恢复正常的动力和活力。所以，这时候就要多吃一些容易消化的食物，如煮烂的细面条或者粥类，在做饭菜的时候，可以尽量用煮、蒸、炖的方法来做，将食物做得细软，以利于食物的消化和吸收。而且每顿饭不要吃得太多，每天可以分为 5 顿或 6 顿来吃。

● **注意补充水分。**由于急性胃炎的患者通常都会出现呕吐和腹泻的症状，体内失水较多，因此患者要多进食一些诸如米汤、藕粉、果汁、鸡蛋汤等流质类食物，并适量饮水，尽快补充水分，同时也可加快体内毒素的清除。

● **病情缓解后，可吃一些细软的半流质食物。**恢复期间，患者的饮食应该注意少刺激性、少纤维，不要太粗糙。这时就可以吃一些米粥、面片汤、蒸蛋羹等，并且可以少吃一点馒头片、苏打饼干、咸面包之类易消化的食物。

● **补充蛋白质。**患者在患病后身体十分虚弱，要适量补充一些蛋白质来增强机体的抗病能力，可将瘦肉煮得熟烂后做成肉丸，或者做一些烩鱼片之类蛋白质含量较高的食物，适量食用。

## 慢性胃炎

慢性胃炎的发病率在各种胃病中居首位，是一种常见病。慢性胃炎的发病原因可能与不良的饮食习惯、急性胃炎反复发作损伤胃黏膜、食用刺激性食物及药物、感染幽门螺杆菌、长期精神紧张等因素有关。

慢性胃炎并没有什么特异的症状，很容易和普通的消化不良相混淆，大多数患者只是感觉到很像消化不良的一些症状，如上腹隐痛、进食后觉得胃部有胀满感、反酸、食欲不振等。其中，上腹痛、消化不良等症状常会反复发作，无规律性的腹痛、隐痛常在吃饭中或吃饭后，轻者为间歇性的隐痛或钝痛，重者为剧烈的绞痛。

慢性胃炎的患者也要注意饮食治疗和保健：

● 设法消除诱发因素。比如，彻底治愈急性胃炎，防止其反复；减少进食对胃有刺激性、辛辣及硬质的食物；减少对胃有损伤的药物的服用。

● 少食多餐，细嚼慢咽，尽量多吃半流质、软质、少渣的食物，以保护胃黏膜。

● 多吃一些含蛋白质和维生素较多的食物，如牛奶、瘦肉、鸡蛋、新鲜的绿叶蔬菜等。

● 胃酸过多的慢性胃炎患者，要少吃酸性食物、浓肉汤、甜食等，避免引起胃酸的过量分泌；而要多吃一些面条、馒头、粥、牛奶、豆奶、菜泥等食物。

人们常说："吃五谷杂粮，谁能不生病呢！"而胃是最直接受到五谷杂粮影响的，胃承担着接受、消化食物并向全身输送营养的任务，只有胃健康了，才能保证身体的强壮和健康。所以，平时一定要注意对胃的维护和保养，养成良好的饮食习惯，吃饭定时定量，避免暴饮暴食；多吃新鲜蔬菜和水果，少吃煎炸烧烤和刺激性的食物，戒烟戒酒，并保持精神愉快。细心照顾你的胃，给它关心，它才会给你健康。

# 消化性溃疡的治疗与用药

消化性溃疡包括胃溃疡和十二指肠溃疡，是一种常见的疾病，原本用来消化食物的胃酸和蛋白酶却消化了自身的胃壁和十二指肠黏膜，引起溃疡。溃疡病能够被治好，但是它最主要的一个特点就是反复性，愈合的溃疡会反复发作，所以患者的上腹疼痛症状会反复出现。溃疡病的病程平均为 6～7 年，甚至还有几十年的情况。

可以诱发溃疡病或导致溃疡病反复的原因太多，包括幽门螺杆菌的感染、胃酸过多、胆汁反流、遗传因素、药物因素、环境因素、精神因素等，稍有不慎就可能触碰到这些病因中的一个，形成溃疡病或再次引起溃疡病的发作。

这样的反反复复折磨着很多溃疡病的患者，而如果对胃溃疡的治疗和用药只是浅尝辄止，有了效果就放松警惕、放松治疗，也是造成溃疡病反复的一个不可忽视的原因。因此，我们应该更多地了解一些关于溃疡病治疗和用药方面的知识。

消化性溃疡病一旦确诊，患者就应该积极配合医生进行综合性治疗。综合性治疗一般包括内科治疗、并发症治疗和外科治疗三个方面。我们就来简单地了解一下这些治疗所包括的内容和要点，以及溃疡病患者自己应该从哪些方面来努力配合治疗。

## 内科治疗

这是需要溃疡病患者自己进行积极配合的治疗，需要患者对自己的生活习惯和精神状态进行调控。这也是治愈和防止溃疡病反复发作的最重要的一个环节，虽然它表现在生活的一些细碎的方面，但是的确非常重要。

● **生活方面**：溃疡病属于典型的心理—身体疾病的范畴，它的发生与心理因素有着很大的关系，心理因素会影响胃液的分泌，当人受到心理刺激时，胃的运动会发生明显的变化，或痉挛，或蠕动，或排出加速。胃酸分泌会增加或（和）减弱胃十二指肠黏膜的抵抗力，增加对消化性溃疡的易感性，诱发消化性溃疡，甚至出现并发症。

心理因素对于溃疡病有如此直接而严重的影响，因此，避免过度紧张和疲劳，保持一种乐观向上的生活态度和一份愉快的心情，是非常重要的，不论是在溃疡病的发作期还是缓解期，心理因素都不应忽视。而且，如果是在溃疡病发作期，症状比较严重的时候，患者最好卧床休息1～2周，使身体和精神都放松下来，这样有利于病情的缓解和治愈。

● **药物方面**：有些药物对胃有非常大的损伤，在平时吃药的时候，就要注意这些药物，严格按照说明书或医生的建议来服用，以避免对胃造成伤害。如果已经患了溃疡病，就更应该尽量远离那些伤胃的药物，否则会给患者的溃疡病雪上加霜。这些伤胃的药物一般包括：肾上腺皮质激素类药物，如地塞米松、可的松等；非类固醇抗炎药，如阿司匹林、布洛芬等；降压药，如利血平；等等。这些药都会对胃黏膜造成不良刺激，会使溃疡恶化。

所以，在平时服药的时候，要多加留意，尽量避免使用这些药物，或者遵医嘱在服用这些药物的同时服用一些相应的胃药来缓解其对胃的刺激。

● **镇静精神**：如果有些溃疡病患者有焦虑、失眠、精神紧张的症状出现，就要在医生的建议下，适当地、短期地服用一些安定剂或镇静剂，会对溃疡病的治疗有帮助作用。

● **饮食方面**：这是所有胃部疾病治疗中最关键的一个方面，只有饮食合理，并保持良好的饮食习惯，才能使胃部尽早恢复健康。这一点对于溃疡病患者来说，是非常重要的。对于消化性溃疡病患者的饮食建议，主要包括：第一，形成规律的用餐时间，使消化活动能够规律进行，不至于紊乱而影响消化。第二，在溃疡活动期，可以采用"少食多餐"的方法，每天进食 4～5 餐都可以，但是一旦症状得到控制，还是要尽早恢复到一日三餐。第三，进食的时候要细嚼慢咽，这样可以增加唾液的分泌，稀释和中和胃酸，对胃黏膜有保护作用。第四，饮食要注意营养，但每餐不宜过饱。餐间不要吃零食，睡前也不要再进食。第五，溃疡病患者，尤其是在溃疡病急性活动期，可进流食或半流食并应戒烟戒酒，远离辛辣刺激的食物及咖啡、浓肉汤等刺激性的饮料和调味品，以免损伤脆弱的胃黏膜。

● **药物治疗**：针对引起胃溃疡的不同原因，用于治疗胃溃疡的药物一般包括这几类：减弱胃酸的药物、根除幽门螺杆菌的药物和增强胃黏膜保护作用的药物。减弱胃酸的药物包括抗酸药和抗分泌药两类；根除幽门螺杆菌的药物主要是联合用药；增强胃黏膜保护作用的药物的服用是非常重要的一个环节。除此之外，还可以用一些增强胃动力的药物。

在使用抗酸类药物的时候应注意，要掌握好用药时间，抓住胃酸分泌的高峰期及时用药。而且，应采用多次服药的方法，最好在每餐后 1 小时、3 小时以及睡前各服一次药，这样做是因为在餐后 1 小时，胃酸的分泌会明显增多；而抗酸药的作用通常只能持续 1～2 小时，在饭后 3 小时后服药，才能保持胃酸正常；而人体胃酸夜间也有分泌，所以在睡前应再服一次药。抑制胃酸分泌药及胃黏膜保护剂则应在餐前服用。

在确诊之后，医生会根据患者的不同情况给出药物治疗方案，患者可以根据这些建议，认真配合医生进行药物治疗。

## 并发症治疗

消化性溃疡可能会并发上消化道大量的出血，引起周围循环衰竭和失血性贫血，当出现大量出血的情况，就要进行禁食、补液、止血或输血治疗。还有一种并发症就是急性胃穿孔，这时候患者应该禁食，放置胃管吸取出胃内容物，并根据情况的严重程度选择进行外科手术或非手术治疗。

## 外科治疗

大多数的消化性溃疡可以通过内科治疗来缓解和治愈，需要进行外科治疗的溃疡病主要有这几类：急性溃疡穿孔、穿透性溃疡、内科治疗无效的大量或反复出血、器质性幽门梗阻、胃溃疡癌变或癌变不能排除者、顽固性或难治性溃疡。到医院进行确诊后，医生会根据实际病情来选择具体的治疗方法。

消化性溃疡的治愈是一个需要耐心并坚持的过程，治愈后更需要患者在各方面注意，才能保证治疗效果，而不再复发。这是一场"持久战"，患者要有充分的信心和耐力，与医生一起战胜溃疡病；同时要坚信，只要用心努力，溃疡病是一定能被治愈的。

# 功能性消化不良怎么办

功能性消化不良是功能性胃肠病的一种。功能性胃肠病是指具有腹痛、腹泻、腹胀、便秘等消化系统症状，但是缺乏胃炎、肠炎等器质性病变或其他证据的一组疾病。功能性消化不良作为这一组疾病中的一种，有其明显的症状表现：上腹痛、上腹胀、早饱、嗳气、食欲不振、恶心、呕吐等，常以其中一种或一组症状为主，随着时间的推移症状也会发生变化。

功能性消化不良起病多缓慢，且持续的时间较久，患者的饮食和精神都会对病症造成影响。功能性消化不良的发病非常普遍，某市曾经有一份调查报告显示，功能性消化不良患者占该院胃肠病专科门诊患者的50%，这一病症不仅需要花费相当高的医疗费用，而且严重影响着患者的生活质量。

## 诊断

对于功能性消化不良的诊断一定要注意从以下几个方面来入手，避免将功能性消化不良与消化性溃疡和胃肠道肿瘤等混淆，错过了治疗其他器质性疾病的时机而耽误病情。

● 上腹痛、上腹胀、恶心、呕吐等这些功能性消化不良的症状，在1年中持续4周以上。

● 通过胃镜检查，并没有发现食管、胃和十二指肠溃疡、糜烂和肿瘤性的病变，患者之前也没有得过这类的疾病。

● 通过进行 B 超、X 射线等实验室检查，也没有发现肝、胆、胰腺有什么病变。

● 患者没有精神疾病、内分泌和代谢疾病或者是肾脏病。

● 患者之前没有做过腹部手术。

## 药物治疗

在经过一系列检查之后，如果以上 5 方面的原因都可以排除，那么就可以基本确定，患者是患有功能性消化不良。确诊之后，就可以对症下药按情况治疗了。

在药物治疗方面，目前还没有什么特效药能够对功能性消化不良起到立竿见影的效果，只能根据经验来给药，主要包括以下这几种：抑制胃酸分泌的药品，一般用于上腹痛症状比较明显的患者；促进胃肠动力的药物，上腹饱胀、嗳气、早饱等症状严重的患者，宜服用这类药物；根除幽门螺杆菌的药物，并不是所有的功能性消化不良患者都感染了幽门螺杆菌，所以要根据具体情况来选用这类药物；抗抑郁药，不少的功能性消化不良患者会伴有失眠、头痛、焦虑、抑郁等症状，如果症状严重的话，就要考虑用一些抗抑郁或抗焦虑的药物来辅助治疗。

## 治疗"法宝"

其实，对于所有的胃部疾病来说，药物治疗和手术治疗都应该是辅助性的治疗，而患者自己在饮食方面的调整和控制，才是治疗的"法宝"。如果患者自己不注意每天的饮食，总是坚持饮食无规律、无节制、抽烟喝酒等这些对胃有很大伤害的坏习惯的话，即使吃再好的药、做再多的手术，治疗效果也不会好。

因此，治疗和预防功能性消化不良，也要从根本入手，对自己的生活和饮食习惯进行严格的控制和把关。这样，再配合药物等治疗，才会真正治愈困扰你的疾病。那些正确的生活和饮食习惯，大家可能已经看到过，但是在这里仍旧要进行系统的总结，方便你的参考，让你来进行主动的自我约束，还给自己一个健康的胃。

## 预防的八项注意

以下就是预防和治疗功能性消化不良的八项注意。

● **一日三餐要定时**。这是预防、治疗任何胃部疾病都要强调的一点，也是保胃养胃的最基本、最重要的一点。就像我们人要按时休息、按时工作才能保证有良好的精神和工作效率一样，如果生物钟被打乱，该休息的时候让你去工作，毫无规律，那么谁都会坚持不住而崩溃。胃肠也一样需要一个明确的"作息时间表"，按照时间表上的时间来工作或休息，才能使一切正常，消化自然就会变得正常、顺利。所以，一日三餐的时间规定好，给胃肠一个"时间表"，它们才能更好地工作。

● **不要用汤或水泡饭，饭前、饭中和饭后不要饮用大量水或饮料**。大量的液体进入胃里之后，会冲淡胃液，进而影响到消化的顺利进行，而水或汤泡饭还会使食物在口中被咀嚼得不充分，加重胃肠的消化负担。

● **吃饭的时候要保持心情舒畅，不要争吵或讨论问题**。有些人把餐桌当成会议桌，总喜欢在吃饭的时候讨论一些问题，有时候讨论不顺还会引起争吵，而情绪的起伏会影响到胃的消化，导致出现各种胃部不适的状况。所以，吃饭的时候，不要给自己和别人添堵，也不要给胃添乱，安静、专心地好好吃饭，有什么问题，饭后 1 小时再解决。

● **吃饭要慢一点，从容一点。** 有些人是因为太饿了，有些人是因为习惯了，只要坐到餐桌前，就马上开始狼吞虎咽，完全不顾胃肠是不是接受得了，一阵暴饮暴食后再抚摸着自己胀痛的胃痛苦不堪。这样的人不在少数，而这类人患胃病的概率会比别人高很多。咀嚼不充分、进食过多会成为胃的"隐形杀手"。为了远离这些"杀手"，就要缓慢、从容地进食，给胃肠一个准备和接受食物的时间，也帮助胃减轻一点负担。

● **不要穿着腰部束得太紧的衣裤就餐。** 就餐时腹部束得太紧也会对胃肠的消化起到阻碍的作用。但是也要注意不要在吃完饭或吃到中间的时候，感觉腰带太紧而放松腰带，这样久了会引起胃下垂。

● **功能性消化不良患者要戒烟戒酒。** 众所周知，烟和酒对胃的伤害很大，烟酒中的有害物质最易破坏胃黏膜，引起胃部疾病。所以，要尽量戒掉烟酒，或者减少吸烟饮酒的数量。

● **不要大吃大喝、暴饮暴食，不要吃太过油腻和口味重的食物。** 有人想对自己"好一点"，所以就对胃"狠一点"，每天大鱼大肉吃得滋润，却不知这会严重增加胃肠负担，还会引起一系列疾病。因此，饮食要以清淡为主，适当吃一些肉类，保证营养均衡即可。

● **食物不要过冷或过烫。** 过冷过烫的食物都是引起胃黏膜损伤的重要原因。要将食物凉至冷热适度，慢慢吃下，才是正确方法。

要想身体健康，"防病"是关键，对于胃部疾病来说，更是"治不如防，防大于治"。所以，在平时的饮食习惯和生活方式上多注意一下，就能远离功能性消化不良，让你的胃肠活力满满。

# 胃下垂的治疗和注意事项

胃下垂，是指人在站立时，胃的下缘到达盆腔，胃小弯最低点降至髂嵴连线以下。轻度胃下垂患者没有明显的症状。

## 种种症状

下垂明显的患者可能会有下面一种或几种症状。

● 腹部有胀满感、压迫感或沉重感。

● 腹部有持续性的隐痛，而且常在吃完饭之后疼痛更加明显，吃得越多，疼痛感就越明显、越严重，持续的时间也会比较长。这种疼痛还和活动有关，饭后活动会引起疼痛加重。

● 恶心呕吐。这一症状也是在吃完饭之后会比较严重，吃得过多会加重症状，这是因为进食过多加重了胃壁韧带的牵引力，出现疼痛，进而导致恶心呕吐。

● 便秘。由胃下垂引起的便秘一般比较顽固，这是因为胃下垂的同时还会出现横结肠下垂，导致结肠肝曲和脾曲成锐角，致使粪便通过缓慢。

● 精神状态不好。长期的胃下垂会给患者造成沉重的精神压力，导致患者出现头痛、头晕、失眠、忧郁等症状。

除了这些症状之外，胃下垂还伴有消化不良、胃痛、呃逆、嗳气、腰痛等症状。

## 胃下垂的原因

一般身材瘦小、体形修长的人，慢性消耗病患者，久坐不动的人更容易患胃下垂，因为这些人的腹肌张力下降，胃壁张力降低，胃肝韧带松弛，就会导致胃部甚至其他脏器的下垂。

## 维持脏器平衡的力量

如果要保证腹腔内的内脏都处于正常的位置，待在它们该待的地方，就必须有一些力量和作用来帮助它们。这些维持脏器位置平衡的重要力量一般包括：

● 膈肌的位置和膈肌的活动力。膈肌位于胸腹腔之间，是向上膨隆的薄的横纹肌，它封闭胸廓下口，成为胸腔的底和腹腔的顶。膈肌为向上膨隆成穹隆形的扁薄阔肌。

● 腹肌力量，腹壁脂肪层的厚度。

● 邻近脏器，或某些相关韧带如胃膈韧带、胃肝韧带等的固定作用。

这些因素对胃的正常位置起着重要的作用，如果这些因素中的某一些出现了问题，如膈肌活动力降低、腹腔压力降低、腹肌收缩力减弱、相关韧带过于松弛等，那么胃就很难保持在平时正常的位置，就会出现下垂的情况。

# 内科治疗

内科治疗常用的方法有：

● 加强营养，增加腹腔内脂肪，加大腹肌的张力。体质瘦弱、营养不良的患者更要从这方面进行努力，调整饮食结构，必要的时候可用一些蛋白质合成剂及胰岛素等来帮助增加腹腔内的脂肪。

● 加强运动和锻炼，强健腹部肌肉，增加腹肌的张力。胃下垂的患者一定要注意加强锻炼，不要进行太剧烈的体育运动，一般练气功、打太极都是胃下垂患者不错的选择，且运动要在餐前进行，餐后不要立即进行运动。

● 对症下药。对于无力型胃可以用促进胃动力的药，胃痛患者可以用镇痛药，便秘者可以用润滑剂。

除了药物治疗外，中药、针灸、按摩和推拿等也对胃下垂有很好的治疗效果。患者可以根据自己的情况选择适合自己的治疗方式。

● 像很多胃病一样，在饮食和生活习惯方面进行胃的保养，来辅助药物治疗，能够使病症尽快痊愈。

# 注意日常生活调养

胃下垂患者同样也要注意日常生活中的一些问题，加强自我约束，使胃下垂尽快得到治愈。具体可从以下几方面进行调养：

● **少食多餐**：胃下垂的患者胃动力很弱，如果吃得过多，必然会引起消化不良，为了避免这种增加胃负担情况的出现，胃下垂患者要少食多餐，可一天进食 4～6 顿，每次吃得少一点儿，给胃更多时间来慢慢消化。

● **保证食物细软**：食物太硬，不易消化，因此要多吃些细软的食物，主食以煮透的面条等软质食物为主，少吃生冷的蔬菜及肉食。

● **进食时要细嚼慢咽**：狼吞虎咽地吃东西，食物咀嚼不充分，就需要胃花更大的力气来消化它们，而胃下垂患者的胃没有足够的力，所以，在吃饭的时候，要多帮帮胃的忙，好好咀嚼一下食物。

● **保持营养均衡**：胃下垂患者要合理搭配饮食，多吃含蛋白质的食物，如鸡肉、鱼肉、牛奶、豆腐等，增加蛋白质的摄入能增强体力和肌力，促进胃张力提高；另外，要少摄入一点儿动物脂肪，因为动物脂肪在胃里排空的速度最慢。

● **减少对胃的刺激**：胃下垂的患者要减少诸如辣椒、姜、酒精、咖啡、浓茶等刺激性的饮食，这些食物会对胃黏膜造成刺激和破坏，影响病情的痊愈。

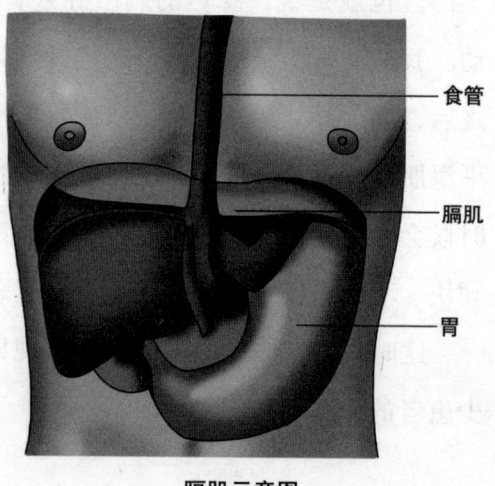

食管

膈肌

胃

**膈肌示意图**

另外，胃下垂患者要保持轻松乐观的心情，积极进行治疗和保养，要持之以恒坚持下去，才能彻底治好胃病。

# 胃痉挛是怎么回事

胃痉挛也是一种常见的胃部病症，一般当胃受到外界刺激后会发生。胃痉挛的表现十分激烈明显，患者常会有剧烈的胃部疼痛和呕吐的症状出现，但是大多数的胃痉挛会在采取措施后的 1～2 小时内得到很好的缓解。那么胃痉挛究竟是怎么回事？具体是由什么引起的呢？

其实，胃痉挛并不属于疾病，而只是一种症状，引发胃痉挛的原因有很多，但是大多数的胃痉挛现象都是因为胃忽然受到强烈的刺激而发生的。也就是说，忽然的刺激导致胃肠运动功能失调而出现不规律运动。我们的胃肠每时每刻都在进行规律的蠕动，当胃肠受到突然的刺激之后，就会导致运动失调，造成胃壁平滑肌强烈收缩，发生痉挛。胃壁平滑肌发生痉挛会像平时的腿肚子抽筋一样，剧痛难忍，腹部的疼痛有时候会非常严重，患者会脸色苍白、四肢发冷、冒冷汗，中上腹部出现硬块、不能触摸等情况，甚至会引起恶心、呕吐，使患者非常痛苦。

这时我们应该先弄清楚患者出现胃痉挛的根本原因，对症治疗，减少患者的痛苦。

## 引起胃痉挛的原因

● 胃的一些器质性病变，比如胃炎、胃溃疡等胃部疾病，都可能引发胃的痉挛性疼痛。如果具有胃部器质性病变的患者出现了胃痉挛的状况，就要考虑进行相应的药物治疗，从根源处缓解症状，而不是做保暖等表面上的功夫。

● 胃壁受到过凉的刺激，是引发胃痉挛的主要原因。就像我们冬天的时候，从温暖的屋子里走到寒冷的外面时，我们的身体因抵御不住严寒，会有颤抖的现象，这种颤抖有时候会非常严重，不能控制。同理，本来胃是处在一个比较温暖的状态下的，忽然我们吃下了冰冷的东西，如冰激凌、冷饮等，或者忽然进入很冷的水里，胃受到冰冷物质的冲击，就会做出猛烈的收缩，形成胃痉挛，并出现剧痛、呕吐等症状。

● 运动方法的不适当也会引起胃的"抗议"，导致胃痉挛的出现。这些不适当的运动包括：餐后过早运动（餐后不到 1 小时）、过饱后运动、运动量过大、运动时动作过猛、做剧烈运动前准备不充分等，都会引起胃痉挛。所以在运动的时候要注意，最好在适当的时间做适量的运动，否则对胃伤害很大。

● 心理因素：有的人在生气的时候会胃疼，有的人在极度紧张的时候也会出现胃痛或者呕吐的现象，长期的心理或精神应激，可能会使胃的收缩力增强而黏膜的抵抗力降低。这些情况在其他因素的共同作用下，较易发生。

● 遗传因素：根据相关研究来看，慢性消化性胃痉挛患者的亲属患胃痉挛的概率要比一般人高 2.5 ～ 3 倍。

● 药物因素：药物引起胃痉挛的发生，这种现象并不是太明显，但是有些药物确实会通过破坏胃酸分泌、破坏胃的自身调节作用、破坏胃黏膜屏障，导致胃痉挛，如阿司匹林等。

## 治疗

由于引发胃痉挛的原因不同，治疗时就要找准原因对症下药，如果是由胃炎或胃溃疡等其他器质性胃病引起的胃痉挛，就要从这些疾病的治疗入手；如果是受到冷的刺激引起的胃痉挛，就要进行胃部保暖，可以拿温度适宜的热水袋敷在胃部温暖胃；如果是由运动引发的胃痉挛，就要马上休息并服用相关药物；等等。

除了这些常规的方法之外，还有一些办法可以治疗胃痉挛，如针灸、刮痧等，都对胃痉挛有很好的疗效，可以依据具体条件和情况来自行选择。另外，给大家介绍一种治疗急性胃痉挛的方法，非常简单易行，受到很多患者的欢迎，那就是葱姜外敷疗法：

**材料**：大葱、生姜、小米干饭、酒各适量。

**做法**：将新鲜大葱去皮、叶，留下葱白和须根，将葱和生姜放在一起捣烂并加入小米干饭，放在锅中炒热后洒适量白酒，再继续翻炒到烫手，取出后用布包好，等温度适宜后敷在胃痉挛患者胃部。一般可以立即见效，缓解胃痉挛状况。在 6 小时内，会治愈胃痉挛。

为防止胃痉挛的发生，在平时就要从饮食、保暖等方面多多注意，要少吃辛辣、刺激的食物；少吃冷饮，少喝温度过低的饮料；气温降低时，要注意胃部的防寒保暖；不要暴饮暴食，要减慢吃饭速度；注意选择运动的时间和运动量；平时自己不要乱用药物，咨询医生后再做决定；保持愉快的心情，减少心理负担和精神压力；等等。尤其是体质比较差、胃肠比较虚弱的人，以及老年人和小孩，更要多注意平时的饮食和生活习惯，防止胃痉挛的发生。

# 胃肠型感冒，怎么办

"胃肠型感冒"并不是指一种特殊类型的感冒，而是消化道症状较为明显的感冒。主要的症状表现为：上腹部胀痛、反酸、烧心，严重的会出现恶心、呕吐、腹泻等情况。一般是体质较弱的老年人更容易患上胃肠型感冒，它主要是由腺病毒、杯状病毒、冠状病毒的感染而引起的。

因为胃肠型感冒的上呼吸道症状并不是特别明显，所以很容易被误认为是急性胃肠炎。通常胃肠型感冒患者有比较明显的腹泻症状，患者一天排便多次，身体感觉乏力，严重时会导致脱水，这时候如果误当作胃肠炎来治疗，服用止泻药来缓解病情，不但不会起到作用，反而会延误病症的治疗。

所以，一定要将胃肠型感冒和急性胃肠炎区别开来。区别的方法是：急性胃肠炎的患者之前有不洁饮食史，就是说急性胃肠炎患者的胃部病症是日积月累产生的，这些患者的恶心和呕吐表现得比较剧烈，并且呕吐物中有明显的刺激性气味，但不会有发热的症状；还可以通过观察粪便来区别，胃肠型感冒患者排出的是水样便，并且不会带有脓血，而急性胃肠炎患者排出的是糊状的大便。

人们应该加强对胃肠型感冒的重视，因为"感冒最怕入脏腑"，一旦病毒影响到肝、肾等脏器，就会给这些器官造成损害，如果病毒进入心脏，则有可能引发病毒性心肌炎、病毒性脑炎等疾病。所以，对于胃肠型感冒也不能轻视，发病后要立即去医院诊治，做血象（血常规）和大便检查的时候，最好做一下肝功能等相关方面的化验，以排除由其他细菌引起的诸如传染性肝炎、肠炎、细菌性痢疾等一些病症。

另外，要想让症状早日减轻，让患者早点好起来，患者必须得到精心和全面的护理和照顾。胃肠型感冒的患者也一样，在进行了诊断和药物治疗后，要得到精心的护理，才能很快康复。为了顺利治愈胃肠型感冒，照顾患者的家人或者患者自己要留心一些问题，比如说，胃肠型感冒的患者因为普遍都有上吐下泻的症状，经过一番折磨后，身体都会变得十分虚弱，这对于他们抵抗疾病、努力康复是十分不利的。因此，首先要在饮食上好好调理，一定要保持营养均衡，但是也要注意不能给患者吃"大鱼大肉"，这类含脂肪多的食物很不容易消化，患者脆弱的胃肠负担不起，最好吃一些清淡的、细软的、容易消化的食物，且进食的数量不要过多。

胃肠型感冒的患者还要注意补充水分。严重的呕吐和腹泻会让胃肠型感冒患者严重失水并丢失很多的电解质，甚至会出现脱水的情况。为此，要注意给患者补水，鼓励患者多饮水，或者喝一些不油腻也不咸的口味清淡的菜汤，既能补水又能补充营养。

在这个过程中，还要尽量减少口服消炎、止痛、退烧的药物。因为胃肠型感冒的患者除了有胃肠不适的状况之外，还会有发烧等普通感冒症状的出现。这时候，最好不要口服太多消炎、退烧或止痛的药，因为这些药会对患者脆弱的胃黏膜再次造成刺激，使病情不易好转。如果发烧等症状比较严重的话，可以注射安痛定、柴胡注射液等药物，或者采用物理降温的方式来缓解症状。

必要的时候，可通过静脉注射来为患者补充液体或营养物质。症状比较严重或者是体质较差、抵抗力较低的患者，特别是老年人和小孩，最好采用静脉注射的方法来补充一些流失的液体或者是营养物质，以增强他们的体力，这样有助于恢复和痊愈。

　　当然，从患者自身来说，还要注意休息。一方面是身体方面的休息，即不要再进行工作，要卧床休息，以积存体力来与疾病作斗争；另一方面也要让胃肠休息，患病期间要注意适当节食，在保证营养充足的基础上少吃一点，减轻胃肠的负担，才能更快地恢复正常。

　　由于胃肠型感冒一般都是由外因引发的，因此，要了解并注意引发胃肠型感冒的原因，并进行积极的预防。天气的冷暖变化会对胃肠造成刺激，引发胃肠型感冒，所以在天气状况变化较大的情况下要注意防寒保暖，防止寒气入侵体内而引发感冒；饮食不合理也会导致胃肠型感冒，特别是在天气寒冷的时候，大家喜欢吃火锅，在吃火锅的过程中又会喝一些冷饮，这样的忽冷忽热最易引起胃肠型感冒的发生，要注意控制；平时少吃生冷、刺激性食物，多吃绵软的面食，少饮酒，少在饱餐后进行剧烈的运动；等等。这些都是预防胃肠型感冒的重点。

# 胃出血的预防和治疗

胃出血又称上消化道出血，常见的症状有三种：一是呕血、便血或黑便。这是胃出血患者最常见的症状。患者在呕血前会感觉恶心，呕血多为棕褐色，呈现咖啡渣样；便血之前会有便意，便后会出现眼前发黑、心慌甚至昏厥的状况，且面色苍白、血压降低、口渴、脉快无力等；也有的患者会排柏油样的黑便。二是发热。有些胃出血患者会出现发热的症状，但一般不会超过 38.5℃，可能会持续 3 ～ 5 天。三是出血引起的全身症状。如果出血量大且快，患者会出现心慌、冒冷汗、血压降低的情况；如果出血速度慢、量又小，则时间长会引起贫血。

引起胃出血的原因有很多，包括消化性溃疡、急性胃黏膜损坏、食管胃底静脉曲张或者胃癌。而由消化性溃疡引起的胃出血最常见，约40% 的胃出血患者是由于胃、十二指肠溃疡导致的。

患者得了溃疡病之后，胃壁血管变得十分脆弱，处于一种将破未破的状态，如果患者大量饮用烈性酒或劣质酒的话，会使胃部血管充血扩张，最后导致血管破裂，这就是为什么很多人在大量饮酒后会出现严重的胃出血。除了喝酒，情绪激动也会导致溃疡病患者出现胃出血，因为在愤怒或暴躁的情绪作用下，神经会受到很大刺激，血脉偾张，使脆弱的血管破裂，进而引发胃出血。另外，患者的溃疡部附近受到猛烈撞击或击打后，也会引起胃壁血管破裂，导致胃出血。

不良的饮食习惯也是导致胃出血的一大原因。平时总是暴饮暴食或进食过饱，会伤害胃壁和胃黏膜，久而久之，胃壁和胃黏膜变得十分脆弱，在进食粗糙的食物、饮酒或暴饮暴食后，就会使胃壁血管发生破裂而引起胃出血。

恶劣的情绪同样会引发胃出血。焦虑、压抑、忧郁等情绪的波动会刺激胃液大量分泌，而胃液呈强酸反应，会侵蚀胃壁，并在日积月累中造成溃疡病，引起胃出血。

胃出血患者在进行药物治疗后，自身在饮食和习惯方面也要多加注意。如果患者没有呕血的症状，可以正常进食，但如果出现了呕血的情况，就要禁食，以防止进食时呕吐或呕血造成窒息。有呕血症状的患者，一般在呕血 12 小时后，不管有没有黑便，都可以考虑适量进食，但是进食的数量不宜过多；如果再有呕血，则应该再次禁食。

胃出血后最好进食流质食物，如米汤、藕汁、牛奶等，这些流质食物不会对损伤严重的胃黏膜再次造成伤害，但是饮用牛奶要适量；不要吃太甜或太酸的食物，因为这些食物会引起胃酸过多分泌，腐蚀胃黏膜；少食多餐，不要吃过热的食物；不要喝浓茶、咖啡等刺激性的饮料。在出血停止、症状渐渐缓和后，就可以逐渐增加食物的数量和种类，但注意不要操之过急。

胃出血的死亡率高达 10%，可见它的危害还是比较严重的，我们要提高警惕，积极进行预防，减少胃出血的发病率，要从以下这些方面来努力。

● **饮食规律、合理**：不要暴饮暴食。暴饮暴食对胃的伤害非常大，有这个习惯的人大多都患有胃病，要想保护好胃，首先要做的就是让自己进食的速度慢起来，尽量细嚼慢咽，减少进食量。如果能戒掉暴饮暴食这个坏毛病，很多人的胃病都可以缓解或痊愈。另外，饮食结构要合理，多吃水果和蔬菜，多饮水，少吃烧烤、煎炸以及辛辣等刺激性的食品。

● **戒除烟酒**：喝酒造成胃出血的情况非常多见，由此应该引起大注意。烟酒对胃黏膜的破坏作用非常强，戒除烟酒就是切断了一条胃出血找上你的路。

● **保证充足的休息和愉快的心情**：有这样的说法——"胃是情绪的镜子"，胃的好坏有时候直接反映你情绪的状态，工作和生活压力过大、过度疲劳、精神压抑都可对胃造成很大的伤害。所以，平时要学会给自己减压，尽量少熬夜或不熬夜，减少无谓的烦恼，保持心情舒畅。

● **注意药物的刺激**：有些药物在治病的同时也会"致病"，尤其是对胃的伤害会更直接、更严重，这就需要我们在平时服药的时候，多加注意，少用对胃有刺激性的药，或者尽量在饭后服药，以减少药物对胃的伤害。

还有一些其他的疾病也会引起胃出血，如血管病变或者肝、胆、胰腺疾病等。因此，出现了胃出血之后，患者要弄清状况，找到真正的原因，不要耽误了其他疾病的治疗。

# 胃结石是怎么形成的

胃结石是由植物、毛发等在人的胃里逐渐凝结而成的硬质异物。按照组成胃结石的不同成分，可将其分为植物石、毛石、乳酸石、虫胶石，以及医源性胃结石等。我们平时所说的胃结石，大多数都是植物性胃石。有些食物如果食用方法和时间不正确，就很容易引起胃结石。那我们就要多多了解，究竟在什么情况下，极易发生胃结石，我们又该从哪些方面来注意呢？

柿子，这里指用来做柿饼的那种柿子，而不是西红柿。这种柿子营养价值非常高，含有丰富的蔗糖、葡萄糖、果糖、蛋白质、维生素 C、胡萝卜素以及钙、磷、铁等元素，常吃对人的身体有益。它所含的维生素和糖分比一般的水果高 1 ～ 2 倍，如果一个人每天吃一个柿子，那么所摄取的维生素 C 就能满足一天所需量的一半。而且它气味香浓、香甜可口，因此受到很多人的喜爱。但是你知道怎么吃柿子才是正确的吗？你知道如果错误食用会带来什么严重后果吗？你知道柿子和胃结石的形成有什么关系吗？那么，就让我们先来看一看，柿子和胃结石之间到底有什么关联。

最为常见的胃结石就是植物性结石，而植物性结石中最常见的主要有由进食柿子、黑枣、山楂而形成的胃结石。柿子、黑枣和山楂这些食物中，含有一种叫作"鞣酸"的物质，这种物质又称"单宁酸"，鞣酸具有收敛性，能与蛋白质结合形成不溶于水的沉淀物。在不成熟的柿子、山楂和黑枣的果实中，这种物质的含量更高。同时，这些果实中还含有丰富的果胶和树胶等。当这些食物进入人的胃中时，鞣酸就会在胃酸的作用下，与蛋白质结合形成较大分子并且不溶于水的鞣酸蛋白沉淀物，鞣酸蛋白再与树胶、果胶、果核和水果的纤维结合在一起，就会在胃里形成具有一定硬度的胃结石。

但并不是说只要是进食这些食物就会形成胃结石，如果这些食物在正确的时间以正确的方法吃下去的话，对身体绝对是有好处的。而进食时间，在"好"与"坏"中间，划出了一道界限。当空腹进食这些食物的时候，那么它的作用就会偏向"坏"的一面，尤其是空腹大量进食柿子、黑枣这类食物时，就会特别容易引起胃结石的发生。

这是因为，在空腹的时候，胃的蠕动速度比较缓慢，胃张力明显降低，胃液中的胃酸含量较高，果实中的鞣酸在胃酸的作用下，更容易与蛋白质结合形成沉淀物；在胃的机械作用下，形成较坚硬的块状物。随着进食量的增多，块状物会越来越大，导致不能顺利从幽门排出，就滞留在胃里，形成胃结石。这就是柿子、黑枣、山楂等美味的食物与胃结石之间的关系。

急性型的胃结石在 1 小时之内就会有明显的反应，也有病情超过 6 个月的慢性胃结石。急性型的患者会感觉上腹坠胀不适、胀满、疼痛、恶心甚至呕吐，常会呕吐出碎食物块，或者呕血，在胃结石的作用下，还会出现胃炎、胃溃疡、胃功能紊乱等病症。慢性胃结石与慢性胃炎和溃疡病的症状很相似，患者会感觉上腹疼痛、反酸、烧心、食欲不振、消化不良等，结石块较大的患者，还会在胃部摸到较大的肿块。

胃结石的危害还是很大的，当其体积增大到不能通过幽门排出的时候，会停留在胃中，随着胃的蠕动对胃造成机械性损伤，导致胃黏膜糜烂、胃溃疡和胃出血等。还可能出现胃结石压迫胃壁导致胃壁坏死或穿孔；有的胃结石还会排入肠道，引发肠梗阻。

在胃结石的治疗方面，以往采取的方法主要是用中药进行溶石或者手术取石，但是中药溶石的速度太慢，需要较长的时间，手术取石很麻烦，而且给患者带来很大的痛苦。目前应用比较普遍的治疗胃结石的方法是进行激光碎石或者使用特制仪器将胃结石搅碎，然后经幽门排出，效果比较好，患者也会比较轻松。

但是，再轻松的治疗还是会有痛苦的，所以，最重要的还是怎样预防，在柿子等美味食物成熟的季节，好好遵循下面的几点建议，才能让你既吃到美味食物，又拥有健康的胃。

□ 不要空腹吃柿子、黑枣、山楂这类食物。原因我们上面已经说过，所以一定要在饭后进食。

□ 柿子不要与螃蟹一起吃。因为柿子和螃蟹都属寒性，同时吃会对脾胃造成很大的伤害，可能引起腹泻。而且螃蟹中含有大量的蛋白质，二者同吃更容易形成胃结石。

□ 柿子不要与酸性食物一起吃。酸性食物会增加胃酸，而鞣酸在过多胃酸的作用下易与蛋白质结合，形成胃结石。

□ 一次不要进食过多，最好不要吃柿子皮。因为柿子中的鞣酸绝大多数是存在于柿子皮中的，带皮吃更易形成胃结石。而且，一次进食的数量也应该掌握好，每次最好不超过3个。

特别是在秋冬季节，看到那些颜色鲜艳，长得玲珑可爱的山楂和柿子，很少有人会不动心买几个，只是千万不要忘了我们提醒你的那些话。既要吃出美味，也要吃出健康。

# 胃息肉可怕吗

　　胃息肉是胃黏膜的良性隆起病变。胃息肉一般分为两种：一种叫腺瘤性息肉，这种息肉由密集排列的增生旺盛的腺体组成，因为有不同程度的不典型性增生，癌变的概率比较大，可达10% ～ 30%。还有一种称为增生或再生性息肉，也叫炎症性息肉，属于腺体增生，排列比较紊乱，但是绝大多数无不典型性增生，因此癌变的概率很低，只有0.4%。我们通常所说的胃息肉，就是指这种增生性息肉，这种息肉属于良性病变。一般情况下，胃息肉都长得特别小，不会超过1厘米，仅有少数的增生性息肉会出现癌变现象。

　　胃息肉在早期或没有并发症的时候，并没有明显的症状，只是在出现炎症的时候，患者才会表现出上腹部疼痛、饱胀、嗳气、恶心、腹泻、食欲不振、胃灼热等症状。如果息肉是出现在贲门部的话，患者可能感觉有吞咽困难的阻挡感；息肉发生在幽门附近时，会发生幽门梗阻或不完全性梗阻。

　　因为胃息肉一般没有明显症状，因此很难被发现，有的人是因为胃部的其他病症去做胃镜检查的时候发现有胃息肉，有的是在体检的时候无意中发现有胃息肉。那么，胃息肉是不是很可怕呢？如果不能及时发现和治疗，危险性会很大吗？相关专家表示，除了患者胃部多生息肉的种类与其危险性有很大的关系之外，胃息肉的数量和大小也与其癌变有着很大的关系，一般情况下数量越多、息肉越大，癌变的概率也就越高。因此，不管患者胃部的息肉是腺瘤性息肉，还是增生性息肉，一旦发现，都要立即进行切除，以防止其癌变或引发更严重的胃部疾病。

　　对于胃息肉的诊断，常用的方法有两种，即 X 线胃钡餐透视和胃镜检查。及时检查是降低胃息肉癌变的重要手段。如果患者出现上腹疼痛不适、恶心、食欲不振、黑便等症状时，就要及时去医院做钡餐或胃镜检查，尽快确诊。胃镜的确诊效果比钡餐的效果要好，钡餐适用于内镜检查有禁忌证的患者。

　　现在治疗胃息肉的首选方法也是最有效的方法，就是进行内镜切除手术，这种治疗方法有简单、创伤小、费用低等特点，能被大多数的患者所接受。目前广泛使用的手术法还包括高频电凝切除法、微波灼除法、激光法、尼龙丝及橡皮圈结扎法、氩离子凝固术、冷冻法等。为了防止胃息肉的癌变，应该每年做一次胃镜检查，并将胃内的息肉切除干净。

　　做完胃息肉手术的患者，为了保证胃部尽快恢复健康，注意饮食是重中之重。那么，需要注意些什么呢？

　　□ 术后 2 小时内禁食。

　　□ 术后 2 小时后，进食流质食物，比较适宜的是鸡蛋汤、米汤、藕粉等，进餐完后最好平卧 20 分钟左右。

　　□ 如果手术后恢复得比较顺利，在 2 周左右就可以进食半流质的食物了，比如细软的馄饨、面条、稀饭等，每日宜分 5 ～ 6 次进食。

　　□ 患者出院之后就可以吃一些普通的细软的饭菜了。要选择一些容易消化的食物，不要吃生冷、油炸、酸辣的食物，多吃水果和蔬菜，吃的时候要细嚼慢咽，饮食要形成规律，吃饭要定时定量。

　　目前胃息肉的发生原因尚不明确，可能与一些慢性炎症、便秘、机械性刺激以及饮食有关系。因此，平时还是要在饮食方面注意一下，饮食宜清淡，少吃油腻、辛辣的食物，少喝或不喝酒，养成定时排便的好习惯。有胃息肉家族史、慢性胃肠炎和曾经发现过胃息肉的患者都要定期进行胃镜检查，及时发现并切除胃息肉，防止其发生癌变。

# 什么是贲门失弛缓症

贲门，是消化道的一部分，是胃与食管相连的部分，是胃上端的入口，食管中的食物经过贲门进入胃里。和它的名字所表现的一样，它就像是一扇"门"，食管黏膜在此"门"处与胃黏膜相接，此处的食管下括约肌能起到收紧胃上口的作用，当食物进入胃里的时候，它就负责"关门"，防止进入胃的食物或者胃酸等反流进入食管。如果食管下括约肌薄弱或收缩受阻，就会引起多种病症。贲门失弛缓症，就是指在吞咽时食管下括约肌不能及时松弛，因而造成吞咽困难或食管扩大等症状。

贲门失弛缓症并不像溃疡病、消化不良或者胃炎那么普遍，这其实是一种比较少见的疾病，它属于食管动力障碍性疾病。贲门失弛缓症的主要特征就是食管缺乏蠕动，食管下括约肌高压和对吞咽作用的松弛反应减弱。也就是说，如果这个"门"出了问题，不能顺利地打开，就会将吃下去的食物关在门外，大量的食物和水只能淤积在食管里，积存到一定数量时，才有足够的力量一起推开这扇"门"进入胃里。但是，食物和水长期这样在食管里滞留，会给食管造成很大的压力，会造成食管扩张，导致食管出现肥厚、炎症、溃疡甚至癌变。

## 贲门失弛缓症的症状

主要有无疼痛的吞咽困难、食物反流、疼痛、体重下降、贫血或出血等。

● **无疼痛的吞咽困难**：是这一病症最早也是最明显的症状，占

80% ～ 95%。初期感觉比较轻微,只是在饭后有明显的饱胀感。开始时的咽下困难时轻时重,时有时无,随着一步步的发展,就会变成持续性的吞咽困难,而且,在受到愤怒、暴躁、忧虑、惊骇等情绪的刺激时,更容易诱发吞咽困难。大多数患者表现为咽下固体比液体困难,也有少数表现为咽下液体比较困难。

● **食物反流**:出现的概率也非常高,达90%。但是这里的反流与胃食管反流病中的反流并不是一个概念。在胃食管反流中,是胃或十二指肠里内容物经食管反流出来。而贲门失弛缓症中,由于贲门的开关失效,食物会滞留在食管中长达数小时,所以贲门失弛缓症中的食物反流,是由于患者体位的改变使这些积存在食管里的食物反流出来,它没有胃内呕吐物的特点。

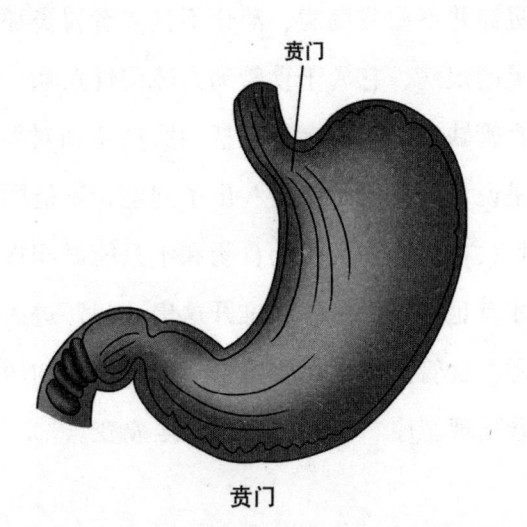

贲门

● **疼痛**:也是贲门失弛缓症的一大症状。疼痛部位可在胸骨后及中上腹,也有可能在胸背部、右侧胸部、右胸骨缘等,疼痛可表现为闷痛、灼痛、针刺痛或锥痛、割痛。引起疼痛的原因可能是食管平滑肌收缩或者食物长时间滞留引起的食管炎所致。

● **体重下降**：是因为吞咽困难，患者不得不少量进食。虽然患者可以进食一些流质或半流质食物，或通过细嚼慢咽、使用汤水辅助冲下食物的方法，或者采用在吃饭后伸直胸背部、深呼吸等办法来帮助食物顺利进入胃部。但是，因为不能自由进食，病程较长的患者还是会出现体重下降的情况。

● **贫血或出血**：由于营养不良，患者可出现贫血症状，而出血可能是由食管炎所引起的。

## 治疗

对于贲门失弛缓症的治疗，目前常用的方法有三种：手术治疗、食管扩张治疗和内科治疗。现在外科手术治疗此病症的方法有很多，治愈率可达80%～85%，但也会出现食管黏膜破裂、裂孔疝和胃食管反流等并发症。食管扩张术是指用气囊或探条扩张，使食管与胃的连接处变得松弛，虽然有效率达60%～80%，但是这个方法有造成食管破裂的危险。内科治疗则注重通过服用药品或者进行相关动作的辅助治疗来达到减轻症状的目的。

由于引发贲门失弛缓症的原因尚不明确，所以不能对此提出比较明确的预防手段，只能通过它发作时所引起的症状进行一些简单的预防，患者在有相关的轻微症状时，要及时去医院检查，并注意在平时进食的时候要少食多餐，仔细咀嚼，同时尽量减少食用过冷、过热或刺激性的食物。

# 关于胃食管反流病

胃食管反流病是指胃、十二指肠的内容物反流入食管而引起的临床症状或食管炎的一种疾病。这种病在西方国家比较常见，在中国也多见，病情轻重不等，如果出现这样的病症，只要配合医生认真治疗，并不难治愈。

## 胃食管反流病的症状

一般表现为烧心、反胃、吞咽困难、嗳气、胸痛、吞咽痛、上消化道出血等。

● **烧心**：是胃食管反流病最典型的症状，大多发生在饭后 1 ~ 2 小时，而且与所进食的食物种类也有很大的关系，如烈性酒、甜食、油腻的食物、酸味食物、粗糙食物、浓茶和咖啡等，都会导致严重的烧心症状，而且进食过多会令烧心更加严重。

● **反胃**：是指患者在不用力的情况下，胃或食管的内容物返回到咽部或者口腔。胃食管反流的患者在用力、弯腰、嗳气或按腹部的时候，都会引起这一症状的发生，还会伴有烧心的感觉。

● **吞咽困难**：有40%的长期胃食管反流患者会有这一症状。如果吞咽困难持续加重并且患者体重减轻，就要考虑是不是已经发展成食管癌了。

● **胸痛**：有些人经常感觉胸痛，却检查不出有什么心脏方面的疾病，而其实胃食管反流所引起的胸痛常是来源不明胸痛的原因。但是，胃食管反流引起的胸痛与心源性胸痛还是有区别的，它的疼痛部位是在胸骨后、剑突下或上腹部，常会放射到胸、背、肩、颈、下颌以及耳和手臂等处，影响的范围较大。

这是胃食管反流病患者的几大明显症状，患有这种病的人非常痛苦，不但在吃东西的时候会很困难，而且吃下去之后还会有烧心、反胃的症状发生，甚至严重的患者还会引起食管炎、肺部吸入综合征或者窒息死亡。

# 病因

胃食管反流病的发病原因一般有以下几种：

● **饮食不规律，暴饮暴食**

● **精神紧张，压力大**

● **食管裂孔疝**：这是一种腹腔内脏器（主要是胃）经过膈食管裂孔进入胸腔所导致的疾病。它主要在以下方面来影响胃食管反流：降低酸的清除能力；存留在胃及十二指肠的内容物流入食管；损害膈角对食管、胃连接部位的括约肌样作用。食管裂孔疝对于胃食管反流病的影响作用非常大。

● **喝酒**：喝酒会抑制食管的酸清除能力，损坏食管的运动功能，减少腮腺的唾液分泌量，这一系列的影响均会导致胃食管反流病的发生。

● **吸烟**：吸烟会减少唾液的分泌量，导致食管酸清除时间延长，吸烟者酸清除的时间会比不吸烟者的清除时间延长 50%；吸烟还会降低食管下括约肌的压力，引起胃食管反流。

● **药物**：很多药物都会影响胃食管的功能，引起胃食管反流病的发生。药物的作用原因主要有：改变食管下括约肌的压力；影响食管的运动和胃的及时排空。很多药物，如抗胆碱类药物、茶碱、钙通道阻断剂等都会引起胃食管反流，使用这些药物的时候，应该向医生咨询，多加注意。

● **妊娠**：妊娠期会出现一系列的胃肠道生理反应，其中胃食管反流是比较常见的一种。有研究者认为，孕期与激素有关的食管远端清除功能受损是发生胃食管反流的主要原因。由这一原因引起的胃食管反流，在产后会自行缓解。

# 治疗

● **药物治疗**：对已确诊的胃食管反流病患者来说，药物治疗是最重要、最有效的方法。药物治疗一般从以下几个方面来缓解和治疗症状：

一是降低患者胃内容物的量和浓度。要想达到这一目的，就要用抗酸药和抗分泌药。抗酸药是应用最早、最广泛的药物，如胃得乐、胃必治等，可以降低胃内容物的酸度，并轻度增强食管下括约肌的张力。但是，这类药单用的效果不是很好，最好作为其他药物的辅助药，而且服用时间不宜过长，因为它们会导致骨损伤。而抗分泌药可以有效抑制胃酸的分泌，降低胃内容物酸度，减少酸对食管黏膜的损伤，促进食管黏膜炎症的愈合。

二是增强反流屏障能力，加强食管酸清除能力，增强胃排空能力，增强幽门括约肌张力。服用促动力药，可以达到增强这些能力的目的。目前市面上的促动力药种类很多，可以根据医生的建议进行选择。

三是在有炎症的食管黏膜上覆盖保护层，来促进炎症的愈合。一般要选用黏膜覆盖类药物。这类药物在服下之后，经唾液和胃酸的作用，会形成一种浮游的黏性凝胶，形成一层保护食管黏膜的保护层，帮助其愈合。

需要注意的是，如果患者病情十分严重或者药物治疗的效果不明显，并且病情继续恶化，出现重度食管炎、狭窄、出血等严重状况，就应该考虑进行其他治疗。

● **生活方式方面**：对于胃食管反流病患者来说，生活方式的改变与进行药物治疗有同等重要的作用，如果属于初期症状不太严重的或间歇发作的患者，可只从生活方式多加注意，通过改变生活方式便可奏效。

● **饮食习惯方面**：胃食管反流病患者每餐要少进食，不要吃脂肪含量过高的食物，如肥肉和油炸食品等；少吃粗糙的食物、甜性食物、酸性食物；少喝咖啡、浓茶等饮料；少吃零食。应该多吃高蛋白、低脂肪的食物，并注意控制自己的体重。睡前 2～3 小时不要进食。

● **体位方面**：胃食管反流病患者在睡觉的时候，应采取半卧位，比较简单的半卧位就是将床头垫高约 30 厘米。在非睡眠的平时活动时，应该多采取直立的姿势，而尽量避免弯腰扫地或提重物，等等。

● **戒烟戒酒**：上面提到了吸烟、饮酒对胃食管反流病的影响，因此，患有此病的患者要尽量戒烟戒酒，特别是不要喝烈性酒。

● **慎重用药**：由于服用某些药物也会对此病症造成影响，使之加重，因此，患者在平时用药的过程中，要详加咨询医生。

总之，胃食管反流病的治疗是一个比较漫长的过程，最少需要 2～3 个月甚至半年到一年。用药后症状减轻，不能停药，可减少药量，逐渐停药。

# 如何预防胃癌

胃癌是我国常见的恶性肿瘤之一，在中国，胃癌的发病率居各类肿瘤的首位，每年约有 17 万人死于胃癌，几乎接近全部恶性肿瘤死亡人数的 1/4。由于胃癌早期的症状与一般的胃肠疾病很相似，没有什么明显特征，所以容易被误认为是普通胃肠不适而被拖延治疗，很多患者在吃胃药缓和症状以后，就不再做深入的检查和治疗。这导致很多患者错过了最佳治疗期，使病情持续恶化。而实际上，中国只有 5% ~ 10% 的胃癌能被早期诊断出来。

## 胃癌早期症状

如果在胃癌的早期就能发现并开始治疗和调理，很多胃癌不会继续恶化，这就需要大家警惕胃癌的早期症状，当自己的身体出现某些症状的时候，就要认真诊治，而不要掉以轻心。虽然胃癌早期的症状并无明显的特异性，但它还是会有"蛛丝马迹"来供我们参考，那让我们来看看胃癌早期的症状到底有哪些。

● **上腹不适**：这是胃癌早期最常见的症状，约 80% 的患者会有这种感觉。患者有时候会感觉上腹痛，即使在进食后也不能缓解，还会有加重的迹象，无规律性，时隐时现，到后来可能会发展成钝痛、隐痛，还有的患者会感觉胃胀，也会有食欲不振的症状出现。但是，由于这些症状与消化不良非常相似，以至很少有人会将它们和胃癌联系起来，容易被误认为胃溃疡或胃炎，只是自行吃些胃药，而不会太重视。

所以，当有以上症状的患者符合下列情况时，就应该及时到医院就诊，以免延误病情：原来并无胃病史，只是最近才出现上腹不适的症状，且在吃药后症状不见减轻者；原来就患过胃溃疡，近期上腹痛有规律性的改变，并且越来越严重的患者；症状在治疗后有所缓解，但是短期内又反复发作的患者。有以上症状并伴有这些特点的人，就不能对胃部不适再掉以轻心了，应该尽快到医院确诊治疗。

● **食欲减退**：食欲减退和身体消瘦是胃癌的次常见症状，约有50%的胃癌患者都会出现这样的症状表现。如果出现原因不明的食欲不振和身体消瘦，就应引起高度重视了，这很可能就是胃癌早期的征兆。

# 胃癌进展期症状

以上是胃癌早期的症状，如果得不到及时的诊治，胃癌就会进一步发展。但是胃癌的早期和进展期以及晚期并没有明显的界限，它们之间有一定的交叉性。有些胃癌患者在早期的时候就有比较突出的症状，有些患者已经到进展期，但是仍旧没有什么典型症状出现。根据相关统计，胃癌在进展期比较明显的症状大概有以下几点。

● **腹痛**：当胃癌发展恶化，就会出现明显的持续性剧烈腹痛，并向腰背部放射。有极少数癌性溃疡穿孔的患者，也会出现剧烈腹痛和腹膜刺激征。

● **腹泻**：患者发生腹泻可能和胃酸过低有关系，患者的大便可能会呈糊状或者出现五更泻的症状。晚期胃癌累及结肠时常会出现腹泻，甚至会有鲜血便。

● **食欲减退，身体消瘦**：癌细胞的扩散，会严重影响患者的体质，使患者出现身体消瘦、乏力、贫血、营养不良等症状，并往往会持续加重。

● **恶心、呕吐**：这也是胃癌患者比较常见的症状，有的患者在早期就会出现这样的症状。

● **呕血、黑便**：当胃癌发展到一定程度，癌肿表面形成溃疡的时候，就会出现呕血和黑便的情况。1/3 的胃癌患者有少量出血，可能出现间断性黑便，但是也有吞咽困难症状。当癌肿长大以后，就会出现梗阻的症状，患者会表现为吞咽困难。

胃癌的发病率如此之高，让人触目惊心，那么，究竟什么样的人容易患胃癌？哪些人属于胃癌的高危人群？我们平时又该从哪些方面来预防，让自己远离胃癌呢？

## 胃癌的高危人群

□ 感染过幽门螺杆菌的人。

□ 有不良的饮食习惯，如进食速度过快、每餐吃得过饱、喜欢吃过冷或过烫的食物、经常吃油炸腌制熏烤的食物，等等。

□ 有家族肿瘤疾病、家族胃癌史的患者。

□ 有吸烟、酗酒习惯的患者。

□ 患有胃溃疡、胃息肉、萎缩性胃炎或做过胃切除手术的患者。

□ 血型为 A 型并患有恶性贫血的患者。

□ 长期在含有烟尘、石棉或者镍的环境中工作的人。

如果你符合以上的一种或几种条件，就要引起注意，在平时的生活和工作中要注意保护自己的胃，尽量改掉不良的饮食和生活习惯，早早地开始对胃癌进行预防。

## 胃癌的预防

胃癌是可以预防的，只要大家有这样的意识并严格要求自己。下面提供给大家一些预防胃癌的知识，希望能和您一起远离胃癌。

● **饮食方面**：这是最重要的方面，我们每天都要吃东西，所以每天都会涉及胃部的保养，一定要养成良好的饮食习惯。少吃或尽量不吃烧烤、油炸、熏制、腌制的食物以及霉变的食物，这些食物中含有很多致癌物质，会对胃的健康造成很大的威胁；不要暴饮暴食、吃得过饱或过快；要多吃新鲜的瓜果和蔬菜，适量增加蛋白质的摄入；要养成良好的饮食习惯，定时吃饭，吃的时候速度要慢，要细嚼慢咽，每餐不要吃太多。

● **生活方面**：培养健康向上的兴趣活动，戒烟戒酒，多参加健康向上的娱乐活动。

● **精神方面**：不要总是闷闷不乐、郁郁寡欢，要学会放松自己，为自己减压，和别人多沟通、多交流，保持愉快的心情。

● **其他方面**：重视食品和饮水的质量，不要吃过期变质的食物，不要喝不干净的水。

## 注意多吃有预防胃癌作用的食物

近年来营养学家研究发现，以下食物在预防胃癌方面有很好的作用，经常吃这些食物，就可以预防或减少胃癌的发生。

● **洋葱**：研究显示，经常吃洋葱的人比不吃洋葱的人胃癌的发病率会低 25%，患胃癌的致死率也低了 30%。因为洋葱能降低胃中亚硝酸盐的含量，且洋葱中含有抗癌物质。

● **大蒜**：虽然很多人接受不了大蒜的味道，但是大蒜对于健康的作用却是不可忽视的，它不但能够杀菌，而且还能防癌，能减少胃中亚硝酸铵的合成，防止癌症的发生。

● **西红柿**：所含有的番茄红素和胡萝卜素，都是很好的抗氧化剂，特别是番茄红素，对于抗胃癌和消化系统癌有非常好的作用。

● **菌菇**：包括冬菇、香菇、金针菇、木耳等，很多食用菌菇类所含有的膳食纤维及钙等物质，都能起到很好的抗癌作用。

● **花椰菜**：所含的微量元素钼和其他的一些物质，能防止癌细胞的生成，对于预防胃癌、食管癌有很大的作用。

若不预防，胃癌是一种很可能发生的疾病，但如果用心预防的话，从每天的生活习惯出发，给胃一个健康的环境，保护它，胃癌也是可以远离的。

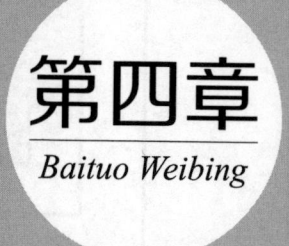

# 第四章

*Baituo Weibing*

# 饮食，胃病患者的食疗处方

古人曾把胃称为"谷府"，认为它是气血生化之源，与饮食有密切的关系，而现代的科技也证明了古人的看法。食物经由口腔、食管，进入胃，在胃里被消化，它们与胃相处的时间非常长，能影响胃功能，同时也可以调养胃。如果你的胃肠不好，就从仔细挑选你的食物开始吧。

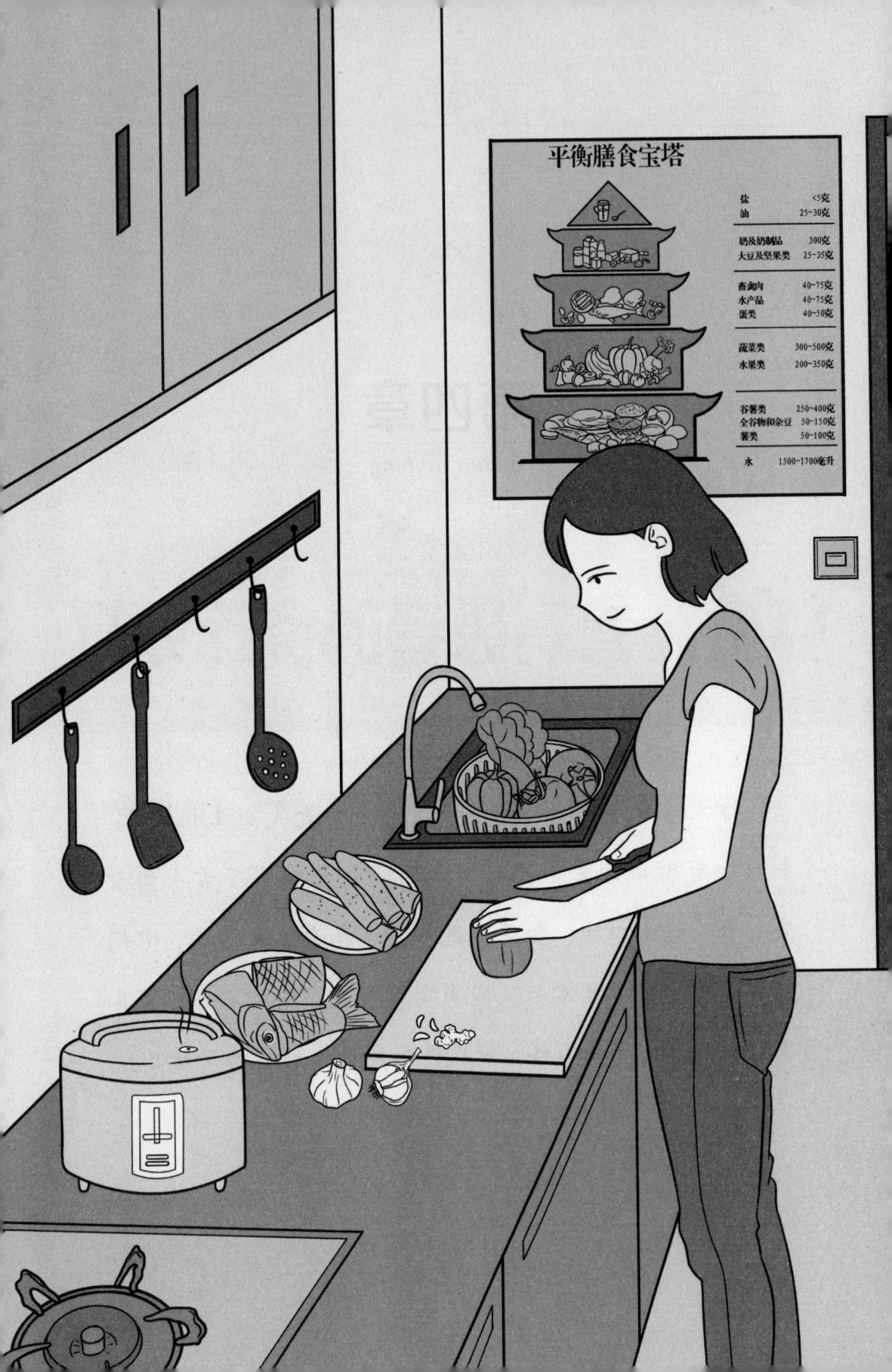

平衡膳食宝塔

| | |
|---|---|
| 盐 | <5克 |
| 油 | 25~30克 |
| 奶及奶制品 | 300克 |
| 大豆及坚果类 | 25~35克 |
| 畜禽肉 | 40~75克 |
| 水产品 | 40~75克 |
| 蛋类 | 40~50克 |
| 蔬菜类 | 300~500克 |
| 水果类 | 200~350克 |
| 谷薯类 | 250~400克 |
| 全谷物和杂豆 | 50~150克 |
| 薯类 | 50~100克 |
| 水 | 1500~1700毫升 |

# 胃病患者的饮食原则

引起胃病的绝大多数原因是患者在饮食上出了问题，因此，如果想要拥有一个健康的胃，就要从根源上进行预防和保养，在饮食上多加注意。对于胃病患者来说，可能也知道一些需要注意的问题，但是都不太全面。现在我们就把胃病患者需要注意的一些问题进行归纳和总结，让大家可以有一个比较全面的认识。

## 规律饮食

规律饮食是养胃最重要、最基础的一个原则，一定要坚持下去，形成习惯。这是为了保证给胃营造一个良好的消化环境，让胃的消化可以形成条件反射。消化腺可以在规律的时间里分泌消化液，使胃的消化可以顺利进行，不至于造成紊乱，引起消化不良。

## 定时定量

不能因为不饿就省去一顿饭或者向后拖延吃饭时间，造成吃下一顿饭或感觉非常饿的时候，坐在饭桌前暴饮暴食。为了避免这种情况的出现，就要保证每天的饭都定时吃，到了该吃饭的时候，即使不饿也要吃一点儿。而且吃饭要定量，不能吃得太饱、太撑，这样会伤害胃。尤其是胃病患者，更要注意一餐不要吃太多，要少食多餐，给胃充分的消化时间。

另外，胃病患者特别要注意的是，晚饭不应吃太晚，也不要吃太多。

## 细嚼慢咽

因为胃病患者的胃本来就很脆弱，消化功能不是特别好，所以在吃饭的时候细嚼慢咽，将食物在嘴里尽量很好地嚼碎，等于是帮了胃一个忙，使胃在消化的时候，不用再费力地对没有咀嚼充分的食物进行研磨，减轻了胃肠的负担。而且，食物在口中咀嚼的时间越长，分泌的唾液也就越多，对于胃黏膜越有很好的保护作用。

## 注意温度

过冷或过热的食物都会对胃造成不好的影响。太凉的食物进入胃之后，会很快引起胃黏膜血管的收缩，如此一来，胃酸和消化因子的分泌都会受到影响。过烫的食物会损伤胃黏膜、烫伤食管壁，时间久了还容易引起癌变。所以，进食的时候一定要控制好食物的温度，不要过冷也不要过烫。

## 适时饮水

有人吃饭的时候会嫌食物太干，就喜欢一边喝水一边吃饭，或者用汤泡着饭一起吃，还有的人是习惯在饭后喝很多的水，或者喜欢饭后喝茶，这些都是不良的饮水习惯。在吃饭的时候喝水或饭后立即饮水，会冲淡胃内的消化液，影响胃的正常消化。最佳的饮水时间是在早晨起来空腹的时候以及每餐饭的前1小时。另外，也不要在特别口渴的时候饮大量的水，一次喝水量不应过多。

## 注意保暖

胃也"怕冷"，胃部一旦着凉，就会引起胃部抽搐，出现恶心、腹泻等症状，出现"肠易激综合征"，患者会严重腹泻、感觉疲劳、浑身无力，严重的还会出现脱水等症状。尤其是比较瘦的人，更要注意胃部的保暖，因为身体比较瘦弱的人，胃壁也比较薄，在气温变化较大的时候，容易引起胃痉挛。症状较轻的会出现胃痉挛和胃痛，较重的就会有腹泻和呕吐的情况发生。因此，要随着气温的变化，做好胃部的保暖。

## 减少烟酒

烟会引起胃部血管收缩，影响到胃壁血管的血液供应，损伤胃黏膜，使胃黏膜的抵抗力下降，引起或加重胃部疾病。酒会直接损伤胃黏膜。因此，要尽量少碰烟酒。

## 少吃生冷刺激的食物

医生经常告诫胃病患者："要少吃生冷、刺激的食物。"因为这些食物会对胃黏膜造成刺激，进而引发胃部不适或胃病。那么，哪些食物属于生冷、刺激的呢？一般包括冰冻饮料、冰啤酒、冰激凌、西瓜、冷的饭菜、被冰过的水果或蔬菜、辣椒、胡椒、生的葱姜蒜、芥末等。这些食物，胃病患者或脾胃虚弱的人，都应该尽量少吃。

## 少吃腌制的食物

腌制的食物中含有较多的亚硝酸盐，这是一种容易引起胃癌的物质。因此，要尽量少吃腌制食物，不要贪图一时的口味，而威胁到胃的健康。

## 少吃油炸食物

油炸食物一般比较硬、脆，在口中不易咀嚼充分。到达胃部后，胃蠕动的时候，食物的细小硬块就会损伤胃黏膜，引起胃溃疡等胃部疾病。而且油炸食物使胃的排空变慢，不容易消化，会引起消化不良，食物中的致癌物质还容易引起胃癌。

## 精致饮食

胃病患者要尽量吃些精工细作的、易消化的、营养价值丰富的软质食物，如鸡蛋、牛奶、鱼、嫩的瘦肉等，这些食物营养比较丰富，而且比较好消化，不会给胃病患者的胃造成过多的负担。另外，应多吃一些富含维生素 C 与维生素 E 的水果和蔬菜，尽量远离那些缺乏膳食纤维的、比较硬的食物，那些食物会损伤胃，并且很难消化，会让已经受伤的胃雪上加霜。

## 饮食要洁净

胃病患者要特别注意饮食卫生，因为患者的胃抵抗力很差，很容易感染一些细菌，出现胃部不适。所以，在生吃瓜果前要好好清洗，清除表面黏附的残留农药和细菌；餐具也要保持洁净，使用后和使用前最好用清水冲洗；放在冰箱里的剩饭剩菜，再吃的时候，一定要加热、烧熟、煮透；不要在路上边走边吃东西，因为空气中有很多飞扬的病毒和粉尘，容易污染食物，引起胃肠病。

## 饮食要清淡

中医认为淡味食物是养胃的，这些食物既容易被消化吸收，又对胃有一定的保养功能。因此，新鲜的果蔬和五谷杂粮是胃病患者最好的选择，在保证营养均衡的基础上，要尽量保证自己饮食的清淡。

## 食物要新鲜

这里包括两方面的内容：一方面指要尽量吃新鲜的食物，不要吃霉烂变质的食物，一旦发现食物变质的痕迹，要马上扔掉，即使轻微变质，也不要再吃；另一方面就是胃病患者要多吃新鲜的瓜果和蔬菜，它们有很好的防癌功效。

# 6种食物有益胃健康

治病不如防病，治胃不如养胃。我们的胃都很脆弱，生活中的很多习惯和做法都会伤害胃。这需要我们在平时就要注意胃的保养，而食物保养是最简单也是最有效的养胃方法。下面就给大家介绍6种常见的对养胃十分有用的食物。

## 小米

有人感觉胃不舒服，就会"熬点小米粥喝"，这样的做法是非常对的，小米确实是非常养胃、护胃的一种食物。中医认为，小米"和胃温中"，可以和胃安神、健胃除湿、清热解渴，有开胃消食的功效，有"代参汤"的美誉，胃口不好的人经常喝小米粥，可以很好地健胃消食。

在熬煮小米粥的时候，等到粥慢慢沉淀冷却，表面就会浮起一种黏稠的膜状物，千万不要将其扔掉，这是一种叫作"粥油"的物质，具有补益脾胃、保护胃黏膜的功效，最适合慢性胃炎和胃溃疡患者食用。

## 甘蓝

甘蓝（指的是绿色的甘蓝，不是紫甘蓝）被誉为天然"胃菜"，是世界卫生组织推荐的最佳蔬菜之一。甘蓝中所含的维生素 $K_1$ 和维生素 U 不仅能够修复胃黏膜、抗胃部溃疡，还能够保持胃部细胞活跃旺盛，降低病变的概率。胃及十二指肠溃疡的患者，可以将甘蓝榨汁服用，也可同蜂蜜混合服用，都能有效地促进溃疡愈合。

# 南瓜

南瓜中含有丰富的维生素和果胶，果胶可以保护胃肠道黏膜不受粗糙食物的伤害，并且能够促进溃疡面的愈合，很适于胃病患者食用。而且果胶还有很好的吸附性，能够吸附和消除体内的细菌、毒素和其他有害的物质（如重金属中的铅、汞等放射性元素），起到解毒的作用。

另外，南瓜还可以促进胆汁的分泌，能够帮助胃肠蠕动，促进消化。

# 红薯

在中国古代中医文献中，对红薯有这样的记载："补虚乏，益气力，健脾胃，强肾阴。"现代医学认为，多多食用红薯，可以清肠减肥，化食去积，温和养胃。另外，红薯含有大量可溶性纤维和菌群，能够调节肠道，通便排毒。在日本癌症研究中心公布的 20 种抗癌蔬菜中，红薯高居首位，熟红薯对癌症的抑制作用百分比高达 98.7%，生红薯也高达94.4%。

# 山药

山药味甘、性平，不寒不热，作用温和，可以健脾胃、益肾气，促进消化吸收，特别适合胃功能虚弱、消化不良的人食用。而且，山药的黏稠质地对胃壁也有保护作用，还可增进食欲。消化不良、食欲不振的人可以多吃一些山药。

# 茶

适当饮茶，对人的身体有很多的好处。日本的研究人员发现，每天饮 10 杯茶，可减少患心脏病的风险。同时，饮茶还可以降低患胃癌、食管癌以及肝癌的概率。专家解释说，因为我们体内的消化酶多是酸性的，它们在酸性的环境中比较容易发挥作用。而茶叶中所含的多酚类物质的 pH 呈酸性，进入人体后可以促进消化酶的形成，促进消化液的分泌，对胃肠的消化十分有帮助。因此，经常喝茶对胃有一定的好处。

但是，喝茶要喝得正确和适当，否则会适得其反。在喝茶的时候一般要注意以下几个问题：第一，胃溃疡的患者最好少喝茶，因为茶叶中的茶碱会促使胃酸分泌，影响溃疡的愈合。第二，便秘的患者要尽量少喝茶，因为茶中的咖啡因和鞣酸等物质会减少胃肠道消化液的分泌，使病症加重。第三，要忌空腹饮茶和饭后立即饮茶。空腹饮茶会冷脾胃，造成胃肠不适；饭后立即饮茶，茶中的鞣酸会影响消化。第四，茶叶冲泡的次数不宜过多，冲泡时间不宜过久。冲泡次数过多，会将茶叶中有害的微量元素冲泡出来，对身体有害；泡得过久会使茶氧化，引起细菌感染。第五，茶不宜过浓，浓茶中的咖啡因会使人上瘾乃至中毒。

# 8 大食物赶走消化不良

## 苹果

苹果中富含纤维素、有机酸、糖类、维生素、矿物质、多酚及黄酮类营养物质，被科学家称为"全方位的健康水果"。常吃苹果对胃也有很大的好处，苹果中所含的纤维素能够刺激胃肠的蠕动，加速排便，因而有通便的作用。苹果中含有的大量鞣酸和有机碱等物质，具有收敛作用，单纯的轻度腹泻者，可以通过吃苹果来止泻。另外，苹果中的果胶还有吸附毒素的作用。

## 白菜

白菜含有的营养非常丰富，蛋白质、膳食纤维和碳水化合物的含量都很高，而膳食纤维可以促进胃肠蠕动，帮助消化，保持大便通畅。另外，白菜还有养胃消食的功效，可治疗胃阴不足、十二指肠溃疡和消化不良等症。因此，多吃些白菜，对胃是非常有益处的。

## 西红柿

西红柿对胃黏膜有很好的保护作用，如果空腹时感到胃痛，或者在吃完过于油腻的食物后感觉烧心，就可以喝一杯鲜榨的西红柿汁来缓解这些症状。西红柿中含有柠檬酸、苹果酸、琥珀酸等有机酸，对于消除胃痛、缓解胃部不适方面有很好的效果。

同时，西红柿内所含的番茄红素具有很强的抗氧化能力，能够清除人体内的自由基，并降低胆固醇的浓度，因此在预防心、脑血管疾病方面有显著的功效。另外，番茄红素还有很强的抗氧化能力和抗癌能力，可以降低前列腺癌的发生概率。

所以，营养专家建议，每人每天最好吃 1～2 个西红柿，或进食一些西红柿汁制品。另外，西红柿在加热煮熟后食用，抗氧化效果会更好。但应该注意的是，空腹的时候不要吃太多的西红柿。

## 酸奶

酸奶中含有丰富的乳酸菌，能够帮助胃肠运动，促进消化，对胃肠有很好的保健作用。酸奶还能够促进肠道运动，软化肠内容物，增加粪便的排泄量，因此可以减少便秘的发生，并预防结肠癌。

酸奶中含有的磷脂物质可以吸附在胃壁上，保护胃黏膜不受或少受刺激和伤害，但是要尽量避免空腹喝。另外，酸奶中含有的乳糖，对胃也十分有好处，乳糖可以代谢分解为乳酸和葡萄糖醛酸，增加胃内的酸度，抑制有害菌产生毒素，防止毒素堆积，有利于胃炎的治疗和恢复，又有防癌功效。

## 橘皮

大家都知道橘子好吃，但很多人不知道在吃完橘子后随手扔掉的橘皮其实也有很高的药用价值。橘皮对胃有好处，它能够促进消化，因为橘皮中含有的挥发油对消化道有刺激作用，可以增加胃液的分泌，促进胃肠的蠕动。可用橘皮泡水喝。

## 番木瓜

番木瓜适合胃的脾性，可以养胃。番木瓜中所含的木瓜蛋白酶，有助于食物的消化和吸收，经常食用，对于胃痛、消化不良、十二指肠溃疡等胃部疾病均有很好的疗效。木瓜蛋白酶可以促进和调节胰液的分泌，对由于胰腺功能不全引起的消化不良作用显著。而且，番木瓜中还含有脂肪酶，可以帮助食物中脂肪的吸收。

## 大麦及大麦芽

大麦具有健脾消食、除热止渴、下水利尿的功效，可以消积食、平胃气。另外，大麦中含有丰富的维生素 A、B 族维生素、维生素 E 以及葡萄糖、麦芽糖、淀粉酶、尿囊素、转化糖酶、脂肪、矿物质和蛋白质分解酶，其中尿囊素可以帮助胃肠道的溃疡加快愈合。

## 鸡内金

鸡内金，也就是鸡胃的内壁。鸡内金含有胃激素、角蛋白和氨基酸等成分，能够增加胃液的分泌量，改善胃肠消化功能，有较强的消食化积作用，可以治疗食积胀满、反胃呕吐等胃部病症。

# 养胃护胃家常菜，您吃了吗

除了注意一些饮食习惯对胃的影响之外，最重要的还是要从饮食方面多多留心、多下功夫，用心调理饮食。多吃一些养胃护胃的家常菜，不仅能品尝到美味，而且起到了养胃护胃的作用，真的是一举两得。

下面就介绍几款养胃护胃的家常菜，原料易得，做法简单，平时大家可以经常亲手做一做。

## 糖醋卷心菜

原料：卷心菜500克，米醋30克，花椒5粒，白糖、细盐各10克，生姜5克。

做法：将卷心菜洗净、切丝，加盐腌半小时；生姜切碎；在锅中放少许菜油，放入花椒，待油热后倒入卷心菜，加入盐、白糖、姜末、米醋等翻炒至熟后装盘。

功效：这道菜酸甜可口，是胃溃疡患者的一道良菜。常吃可促进胃黏膜的再生，有利于溃疡面的愈合，而且还能止痛。

## 木耳炒肉

原料：干品黑木耳15克，瘦猪肉片60克，盐适量。

做法：将黑木耳用水发好、洗净备用；将瘦猪肉片放入油锅中翻炒2分钟后，把黑木耳倒入一起炒，加适量的食盐和清汤，然后焖5分钟，装盘可食。

功效：黑木耳可调理中气、益胃滋肾，和猪肉同食，可以补益脾胃。特别是对于因情志不畅而引起的胃病有很好的疗效。此类胃病患者经常有胃疼，疼痛连及胸肋，有胃部胀满、嗳气、反酸及排便不畅等症状。

## 清蒸鲫鱼

原料：鲫鱼1条，生姜50克，黄酒50克，橘皮10克，胡椒2克，吴茱萸2克，盐、葱、味精适量。

做法：将鲫鱼去鳞和内脏，洗净；生姜切薄片，几片放鱼身上，剩下的与橘皮、胡椒、吴茱萸一起包在干净纱布中，放进鱼腹内；加入黄酒、盐、葱和水15毫升，隔水清蒸30分钟；取出鱼腹内药包，加入味精，即可食用。

功效：温胃止痛，辅治虚寒胃痛，对腹痛、腹泻也有一定的疗效。

## 胡萝卜烧羊肉

原料：羊肉500克，胡萝卜150克，橘皮15克，生姜30克，盐、花生油各适量。

做法：将羊肉洗净切块，加食盐腌15分钟，胡萝卜、生姜洗净，切块备用；大火将锅烧热并加入花生油，烧至约8分热后，放入羊肉、胡萝卜、生姜和橘皮，均匀加入少量水翻炒；滚后小火焖至羊肉熟烂即可食用。

功效：对改善脾胃虚寒和治疗胃、十二指肠溃疡有很好的作用。

## 砂仁肚条

原料：砂仁10克，猪肚1000克，炼制的猪油100克，黄酒50克，淀粉10克，胡椒粉、花椒、葱、姜、盐、味精各适量。

做法：将砂仁磨成细末，猪肚清洗干净待用；先把猪肚下到沸水锅中焯透，捞出，刮去内膜；再将锅中倒入清汤，放入猪肚，将切成片的葱、姜下锅，与猪肚同煮熟，撇去浮沫，捞起猪肚切成条；把500毫升原汤烧开，放入肚条、砂仁末、黄酒、胡椒粉、猪油，并加入少许味精，用淀粉加水勾芡，炒匀即可起锅装盘。

功效：猪肚可补脾胃，砂仁可行气和胃，二者配合，可行气止痛。主要用于治疗脾胃虚弱、胃脘冷痛、胀闷不舒、食欲不振、呕吐腹泻等症。

## 菱肉烧豆腐

原料：新鲜菱肉（去薄衣，洗净）200克，新鲜蘑菇（去菇柄洗净）100克，嫩豆腐350克，盐、姜丝、味精、麻油各适量。

做法：菱肉每个切为4瓣，蘑菇每个切为4块，嫩豆腐切成小块；将炒锅置于大火上，烧热后将油倒入烧至七成热，先把菱肉下锅，稍微炸一下，捞出来沥油；再将炒锅烧热，倒油烧至七成热，放入姜丝煸出香味，再将豆腐下锅，稍微炸一下，加水，放入菱肉、蘑菇，加入适量盐，加盖烧10分钟；放少许味精调味，淋麻油，起锅即可。

功效：健脾益中，适于症状为不思饮食、精神困乏、形体疲惫、面色萎黄的脾胃虚弱者食用。

## 三七藕蛋羹

原料：三七粉5克，新鲜藕50克，鸡蛋一只，精盐5克。

做法：将藕洗净切碎，用纱布包裹绞成藕汁；再将三七粉和鸡蛋放入碗内调匀；将藕汁和少许清水放入锅中，煮沸后加入三七粉、蛋糊、精盐，调匀即成。

功效：生血止血，益脾健胃。适用于胃溃疡、十二指肠球部溃疡所引起的呕血和黑便等症状。

# 汤汤水水好养胃

在冬季的时候，气温低，由于寒冷的刺激，人的植物神经功能极易发生紊乱，胃肠的正常蠕动规律也因此发生紊乱，容易引起胃病复发。多喝一些热汤，有助于抵御寒冷，对胃病起到一定的防治作用。这里有几种对胃肠很好的汤，有时间可以试着做一下，在寒冷的冬天给胃几分温暖。

## 鲫鱼汤

原料：鲫鱼1条（约250克），姜3片，大蒜2粒，葱、盐、鸡精、油各适量。

做法：将炒锅烧热，放入油烧至6成热，放入鲫鱼，稍微煎一下，煎至鱼肉略变色的时候，倒入适量的水（不要太少，否则中途再加水会使味道变淡），放入葱和大蒜，加盖煮；大火煮沸后改中火炖20分钟（若时间充足，大火煮沸后可用小火炖2小时，汤会更鲜美）；出锅时，加鸡精和盐调味，再用大火烧2～3分钟即可出锅。

功效：健脾和胃、利水消肿，适用于脾胃虚弱、食欲不振、水肿及胃痛的患者。

## 羊肉甘蓝汤

原料：羊肉、甘蓝各适量，调味品适量。

做法：羊肉洗净后切成小块，放入锅中，加入适量清水煮熟，放入洗净切碎的甘蓝，加入调味品，一起煮熟即可。

功效：温中暖胃，适用于缓解脾肾阳虚所致的脘腹冷痛、胀满不适以及食欲不振等症状。

## 胡椒猪肚汤

原料：猪肚1个（约200克），白胡椒30～50粒，食盐、味精、料酒各少许。

做法：猪肚洗净切成丝或块下锅，锅内倒入适量清水，加入白胡椒，煲2小时左右；待到汤稠肚烂的时候，加入味精、食盐、料酒，即可出锅。此汤可以在饭前食用。

功效：温中散寒，健胃养胃。

## 桂枣山药汤

原料：桂圆肉2大匙，红枣12枚，山药300克，砂糖适量。

做法：红枣泡软，山药去皮切丁，一起放入清水中烧开；二者煮到熟软的时候，放入桂圆肉和砂糖，桂圆煮至散开时，即可关火盛出食用。

功效：补脾和胃、益气补血、健脾胃。

## 萝卜羊肉汤

原料：羊腩肉750克，白萝卜500克，葱、姜、香菜、胡椒粉、盐、料酒、鸡精各适量。

做法：羊肉洗净后切成粗丝，白萝卜洗净、切丝；炒锅烧热后放入适量油，放入姜片，煸出香味后倒入开水，加入鸡精、盐、胡椒粉、料酒调味；待水开后先放入羊肉，煮熟，然后将白萝卜丝放进去，小火煮至萝卜断生，撒上葱花和香菜，即可出锅。

功效：温胃散寒，适宜于脾胃虚寒、腰膝酸软、困乏无力者食用。

## 木瓜鲩鱼尾汤

原料：木瓜1个（约400克），鲩鱼尾100克，生姜片少许。

做法：木瓜削皮、切块，将鲩鱼尾放入油锅煎片刻，加入木瓜和生姜片，倒水，煮1个小时左右，即可出锅食用。

功效：木瓜中含有木瓜蛋白酶和脂肪酶，有助于消化吸收；鲩鱼可暖胃和中、消食化滞，此汤对于食积不化、胸腹胀满有很好的辅助疗效。

## 砂仁羊肉汤

原料：砂仁10克，羊肉少许，白胡椒3克，生姜少许。

做法：将羊肉、砂仁、白胡椒和生姜同放入锅中，加适量水煮30分钟至1小时，每周服用3次。

功效：羊肉可散寒养胃，砂仁行气和中，白胡椒辛温理气。此汤具有健脾散寒、温胃止痛的作用，适用于胃脘隐痛、喜暖喜按、四肢不温、泛吐清水、神疲乏力、舌淡苔白的脾胃虚寒者食用。

# 多喝养胃粥，养胃不用愁

生活节奏加快，工作压力大，饮食没规律，可能很快就让你感觉胃部不舒服，开始频繁地出现胃痛、胃胀或者胃痉挛，这些都是胃病的早期症状。如果出现了这样的感觉，先不要惊慌，也不用急着去医院，有意识地调节自己的饮食，就可以消除这些胃病的早期症状。那么，不妨先试试用养胃粥来养养胃，可能胃很快就能恢复健康了。

## 绿豆百合莲子粥

原料：绿豆 50 克，百合 30 克，莲子 20 克。

做法：绿豆洗净后浸泡 1 小时，莲子洗净后用温水浸泡 30 分钟；先将绿豆加水煮 1 小时，加入莲子再煮 1 小时，最后再加入百合煮 20 ~ 30 分钟即可。

功效：补脾开胃、润养脏腑、清热解毒，适用于食欲不振、体质虚弱、心悸烦躁、月经不调者。但由于绿豆性寒凉，所以脾胃虚弱者或正在服用温补药的人不宜多吃。

## 黄豆小米粥

原料：黄豆 50 克，小米 100 克。

做法：黄豆洗净后用冷水浸泡 1 小时后，倒入锅中加适量清水用大火煮至开锅，改用小火煮 1 小时变烂，再加入小米后煮 1 小时即可。

功效：健胃除湿、滋阴养血、补肾益气，清热解毒，适用于失眠体弱、胃肠功能低下者，尤其适用于老年人、小孩和胃病患者。但患有消化性溃疡、严重肝肾疾病和痛风的患者应禁食。

## 羊芪糯枣温胃粥

原料：新鲜羊肉 200 克，黄芪 10 克，糯米 100 克，大枣 10 枚，姜 5 克。

做法：羊肉煮烂、切细，大枣、姜切细，将羊肉、黄芪、糯米、大枣、姜放入锅内，加适量清水煮粥，待煮熟后加入适量的胡椒粉、盐和味精调味，即可食用。

功效：补养脾胃，经常食用可补气健脾。适宜胃溃疡、慢性胃炎、羸弱胃寒、胃病经常发作、四肢厥冷等患者食用。

## 桃仁粥

原料：桃仁 10 克，生地 10 克，粳米 100 克，红糖 50 克，桂心粉 2 克。

做法：桃仁浸泡、洗净，去皮、尖，生地洗净，将二者加适量清水，大火煮沸后，改用小火慢煎，30 分钟后，滤去药渣，将粳米洗净后放入汤汁中熬煮。粥熟后加入桂心粉和红糖即可食用。每次吃一小碗，每天 3～4 次。

功效：桃仁可润肠通便、活血化瘀，生地可滋阴清热、养血活血，粳米益脾和胃。食用此粥可滋养脾胃、活血止痛、祛瘀通经。适用于消化性溃疡出血停止后或无出血者。症状表现为胃脘痛如针刺，痛处固定不移，舌质暗紫或有瘀斑。如果溃疡有出血时，则禁食本粥。

## 红薯枸杞粥

原料：新鲜红薯 100 克，枸杞 20 克，粳米 50 克。

做法：红薯洗净后，带皮切成小块，加水与粳米一起煮 30 分钟，再加入洗净的枸杞，煮 20 分钟至粥稠即可。

功效：健脾养胃、通便秘、益精血、滋肝肾、排毒养颜。经常食用此粥可提高免疫力，防癌益寿。

## 干姜粥

原料：干姜 3 克，高良姜 3 克，粳米 60 克。

做法：煎干姜、高良姜取汁，再与粳米一起放入锅中，加适量清水煮成粥。

功效：祛寒止痛、温中和胃，可治疗脾胃虚寒、脘腹冷痛、肠鸣腹泻、呕吐呃逆等症。

## 胡萝卜大米粥

原料：胡萝卜 150 克，大米 100 克。

做法：胡萝卜洗净，去根、须，同大米一起放入锅内，加适量清水煮成粥。

功效：胡萝卜可下气、补中、安五脏。此粥可用于治疗胃肠不适、便秘、消化不良、饱闷气胀等病症。

# 慢性胃炎的食疗方

其实很多人都患有或轻或重的慢性胃炎，一般的症状表现为经常胃疼、胃胀、嗳气、反酸、恶心、食欲不振等。形成慢性胃炎的原因有很多，比如急性胃炎久治不愈或反复发作、烟酒或者药物的刺激、长期精神紧张或忧愁不乐等。胃病不像感冒，得了之后吃几天药，或者严重的打几天吊瓶就能马上治好，胃病是一种慢性病，急不得。尤其是慢性胃病，它需要患者在平时的生活和饮食中多加注意，好好保养。如果不注意的话，症状会反复出现，甚至会恶化为胃癌等严重的胃部疾病。

所以，虽然慢性胃病常见，但也不可掉以轻心。要好好对待，而饮食是非常重要的一方面。俗话说"药补不如食补"，下面就推荐给大家一些对慢性胃炎很有好处的食疗方。

## 莲子粥

原料：莲子 50 克，粳米 50 克，红糖一匙。

做法：先将莲子用水泡胀，用小火熬煮半小时备用，再将粳米洗净后加水用大火熬煮 10 分钟，然后将莲子和汤倒入米锅中，加红糖，改用小火炖半小时即可。

功效：此粥适用于慢性胃炎伴大便溏稀者。

## 参姜炖猪肚

原料：猪肚 1 只，人参 15 克，干姜 5 克。

做法：将猪肚洗净，将人参和干姜放入猪肚内，用线缝合。将猪肚放入

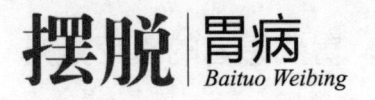

加水的砂锅内，先以大火煮沸，撇去汤面上的浮沫，然后改成小火煮至猪肚熟烂，加调味品调味后即可食用。

功效：补气健脾，适用于慢性胃炎、乏力、气短、怕冷者。

## 石斛玉竹粥

原料：石斛 12 克，玉竹 10 克，粳米 50 克，大枣 5 枚。

做法：石斛、玉竹煎汤、去渣，加入粳米、大枣熬煮成粥，即可食用。

功效：此粥适用于胃脘隐痛、饥不欲食、干呕呃逆、口燥咽干等症状的缓解和治疗。

## 生姜羊肉粥

原料：羊肉 250 克，大米 100 克，生姜 15 克。

做法：羊肉洗净，切成小块，大米洗净，生姜去皮后切成丝。先将羊肉放入砂锅内加清水煮烂，再放入大米，用中火熬煮成粥，粥煮好后再放入姜丝熬煮片刻，即可食用。

功效：益气温中，适用于胃隐痛、怕冷、乏力、气短者。

## 菜汁炖蜂蜜

原料：鲜芹菜 120 克，鲜车前草 30 克，鲜白萝卜 100 克，蜂蜜适量。

做法：将芹菜、车前草、白萝卜洗净，然后榨汁，将榨好的汁水放入砂锅里，加蜂蜜，炖沸后饮用。

功效：理气和胃，润肠通便。适用于胃胀、嗳气、纳呆、大便不畅者。

## 金橘猪肚汤

原料：新鲜猪肚 1 个，金橘根 30 克。

做法：二者都洗净、切碎，同时放入砂锅内，加 1000 毫升清水煲汤，待汤熬至 350 毫升左右时，加入调味料，即可吃肚喝汤。

功效：健脾理气，适用于胃胀、纳呆、嗳气者。

## 鲫鱼糯米粥

原料：鲫鱼 2 条（约 500 克），糯米 50 克。

做法：鲫鱼洗净、去内脏，与糯米一起放入锅内同煮。

功效：此粥可作为早晚餐食用，长期服用养胃效果好。

## 橙皮山药粥

原料：甜橙皮 50 克，山药 200 克，饴糖适量。

做法：二者都洗净，甜橙皮切丝，山药切片，加适量水一起煮成粥，加入饴糖即可。此粥可空腹食用。

功效：健脾理气。适用于胃胀、纳呆、恶心、便溏者。

## 萝卜籽粥

原料：萝卜籽 15 克，粳米 100 克。

做法：萝卜籽洗净，加水煮 30 分钟，留汁弃渣；粳米洗净，放入汁中同煮成粥。空腹分次食用。

功效：理气健脾，消食和中。适用于腹胀、纳呆、排便不畅等。

这些是比较常见的有效养胃的粥，常吃可以有效帮助、保养好脆弱的胃。在食疗进行的同时，也不要忽视那些不该吃的东西，如生冷辛辣的食物、方便快餐、煎烤油炸的食物、浓茶、咖啡、烈酒、粗纤维的蔬菜等，这些都会对胃黏膜造成刺激，引发和加重慢性疾病。

因此，养胃胜于治胃，从一日三餐出发进行调养，才是预防和治疗胃病最根本的方法。

# 告别消化性溃疡，它们帮你忙

人们一般将胃溃疡和十二指肠溃疡统称为消化性溃疡，它的典型症状是慢性、节律性、周期性上腹痛，有时会伴有胸骨后烧灼感、恶心、呕吐、便秘等。消化性溃疡的发病率很高，约有 10% 的人患有此病，尤其是中老年人，由于胃黏膜血流量减少，胃液的质和量都有变化，比较容易患此病。平时不健康的饮食习惯，比如暴饮暴食、吃饭不规律、吃饭太快、喜欢吃过冷或过热的食物等，都会引发溃疡病。

不好的饮食习惯会引发溃疡，而良好的饮食习惯，对消化性溃疡的预防和治愈能起到非常重要的作用。下面先来说说溃疡病患者在饮食方面应该注意的问题：

● 应当尽量少食粗粮及一些油炸、油煎的食品，并少吃芹菜、韭菜、豆芽等粗纤维的蔬菜。因为这些食物比较粗糙、坚硬，患者吃后不易消化，还有可能损害本已脆弱的胃黏膜。而且，这些食物还会增加胃液的大量分泌，给胃肠造成负担。

● 少吃过甜、过酸、过辣等刺激的食物，比如说糖类、生葱、生蒜、辣椒、咖啡等，这些食物都会促进胃酸的大量分泌，刺激溃疡面，使溃疡加重。另外，过冷和过热的食物都不要吃，这会直接损伤溃疡面，导致病情加重。

● 三餐规律进食，不宜少食多餐。一般胃病患者的进食方法都是提倡少食多餐，但是这一方法并不适用于消化性溃疡病的患者。因为每次进餐都会刺激胃酸的分泌，使胃酸分泌经常处于活跃状态，十分不利于溃疡的愈合。因此，除了急性发作期并有出血、呕血的情况出现时可少食多餐外，平时病情稳定的时候，还是应该按一日三餐的规律进食。

消化性溃疡属于胃脘痛的范畴，胃酸分泌过多，幽门螺杆菌感染，胃、十二指肠的防御功能受损是发病的主要原因。要想治愈此病，不能操之过急，要通过饮食调节辅助药物来慢慢调养。千万不能在症状稍有减轻的时候就放松治疗和调养。

说到对消化性溃疡病最有利的食物，要首推甘蓝，中医认为，甘蓝味甘、性平，可入脾经、胃经，有健脾养胃的功效。甘蓝中的维生素 U 在绿叶蔬菜中居首位，而维生素 U 对于缓解胆绞痛、促进溃疡愈合有很好的疗效，可很好地治疗由胃及十二指肠溃疡引起的上腹疼痛等症状。下面介绍几种以甘蓝为主的食物。

## 甘蓝饴糖饮

原料：甘蓝、饴糖各适量。

做法：将甘蓝洗净后切碎，放入榨汁机中榨汁，将甘蓝汁煮沸，加入饴糖，即可饮用。

功效：每天饮 2 次，10 天为 1 个疗程，连续饮用 2～3 个疗程，可以缓解胃及十二指肠溃疡引起的脘腹疼痛、吞酸口苦等症状。

## 甘蓝粥

原料：甘蓝 150 克，大米 100 克，调味品适量。

做法：甘蓝洗净、切碎，大米洗净，将二者加清水一起煮成粥，粥熟后加入调味品即可食用。

功效：每天 2 次。适用于脾胃不和引起的脘腹胀满、纳差少食等症。

## 肚片甘蓝汤

原料：甘蓝适量，牛肚、羊肚或猪肚适量，调味品适量。

做法：将肚片洗净、切块，放入清水中煮沸，再将洗净的甘蓝放进去同煮，煮熟后放入调味品即可。

功效：每日 1 次，当佐餐菜品食用。可治疗脾胃虚弱导致的脘腹胀满、食少便溏等症状。

除了甘蓝为主料的饮食对溃疡病极有好处之外，还有一些食疗的方子，也是不错的选择。

## 黑枣玫瑰汤

原料：黑枣、玫瑰花各适量。

做法：将黑枣去核，与玫瑰花一起放入碗中盖好，隔水蒸烂即成。

用法：每天 1 次，每次吃 5 枚枣，坚持经常服用。

## 莲藕鸡蛋汁

原料：鸡蛋 60 克，莲藕 250 克，冰糖适量。

做法：将鸡蛋汁搅匀，加入莲藕汁 30 毫升，加冰糖调味，隔水蒸熟，即可食用。

用法：每天服用 1 份，连续服用 6 ～ 8 天。

## 清炖姜肚

原料：猪肚 500 克，生姜 100 克，白术 50 克。

做法：猪肚洗净，生姜洗净、切碎后，与白术一起放入猪肚内，用小火煮熟。

用法：吃肚喝汤。

## 枇杷饮

原料：枇杷叶 10 克，鲜芦根 10 克。

做法：先将枇杷叶用刷子去毛、洗净、烘干，把鲜芦根切成片，将枇杷叶和芦根同放入清水中，先用大火煮沸，然后用小火熬煮 20 ～ 30 分钟即可。

用法：可以当茶饮。

## 茉莉花粥

原料：干茉莉花 3 克，粳米 60 克，白糖适量。

做法：先将茉莉花用开水煮开后捞出，再把洗净的粳米放入煮茉莉花的水中，煮成粥后加入适量白糖。

用法：每天酌情食用。

用这些美味的食物，好好关怀您的胃。但食疗只是治疗消化性溃疡的一方面举措，患者平时还应注意精神方面的因素对胃溃疡的影响，要保证劳逸结合，不要过度疲累，积极调整自己的心态，减少精神压力，保持愉快的精神状态，这对病症的治愈都有很重要的作用。

# 让它们来拯救你下垂的胃

　　胃下垂是中老年人易患的胃部疾病，女性多于男性，一般体形瘦削的人更易患此症。患胃下垂的原因，主要是胃部周围的韧带松弛或者胃部张力降低引起的。症状主要有：上腹不适、易饱胀、痞满、嗳气、腹痛等，尤其在饭后比较严重，常常是吃得越多，症状越重，时间也越长，腹中还会有咕咕响的水声；进食过多后会出现恶心呕吐；还会出现便秘、失眠、头痛、头晕等症状。在确诊患有胃下垂后，可以试试下面的一些食疗方法，可以有效地辅助治疗胃下垂，帮助胃恢复动力和张力。

## 猪肚莲子山药粥

　　原料：猪肚 1 只，莲子 50 克，山药 50 克，粳米 100 克。

　　做法：猪肚洗净、切碎，莲子、山药洗净捣碎，将它们和糯米一起放进锅里，用小火熬煮成粥。

　　用法：分早晚两次吃完，隔日 1 剂，10 天为一个疗程。

## 参枣米饭

　　原料：党参 10 克，红枣 20 克，粳米 250 克，红糖 50 克。

　　做法：党参、红枣洗净后放进锅内，加水泡发，然后熬煮约 30 分钟，将党参和大枣捞出，把粳米洗净后加清水蒸熟，米饭取出放在盘里，把党参和大枣摆在米饭上，然后将一开始熬煮出的药汁加红糖后煎成浓汁，浇在米饭上即可。

用法：可以当作正餐食用，每天 1 次，每次吃 100 克左右即可。

## 黄芪猪肚汤

原料：猪肚 1 个，黄芪 200 克，陈皮 30 克。

做法：猪肚洗净，黄芪、陈皮洗净后用纱布包好，放进猪肚内，将猪肚的两端扎紧，用小火炖至猪肚熟透，加适量调味品即可，取出食肚饮汤。

用法：2 天分 4 次吃完，5 个猪肚为 1 个疗程。

## 牛肚补胃汤

原料：牛肚 1000 克，新鲜荷叶 2 张，茴香、桂皮、生姜、胡椒粉、黄酒、盐各适量。

做法：牛肚洗净，取砂锅，将荷叶铺垫在砂锅底，把牛肚放在荷叶上，加水浸没牛肚，先用大火煮沸，再用中火煮半小时，取出牛肚，切成条状，重新倒进砂锅里，加入黄酒 3 匙及少许茴香和桂皮，然后用小火慢煨 2 小时，加入 1 匙细盐及少许生姜和胡椒粉，继续慢煨 2 ～ 3 小时，直到牛肚酥烂为止。

用法：牛肚可佐餐食用，汤每日 2 次，每次 1 小碗。

## 举胃猪肚散

原料：猪肚 1 个，白术 200 克，升麻 100 克，石榴皮 30 克。

做法：猪肚洗净，白术、升麻和石榴皮三味药洗净并用水浸透后放入猪肚内，将猪肚两端扎紧，放入砂锅内，加水浸过猪肚。用慢火煨到猪肚烂透后捞出，把白术等取出后晒干研末，将猪肚切丝。

用法：猪肚直接佐餐，药末用米汤或温开水送服，每次 5 ～ 10 克，每日 3 次。

## 猪脾枣米粥

原料：猪脾 2 只，大枣 10 个，粳米 100 克，白糖适量。

做法：猪脾洗净切片，放入锅中微炒，然后加入大枣、粳米加水煮成粥，可加入少许白糖调味。

用法：每日 1 次，空腹食用，半个月为一个疗程。

胃下垂患者的胃消化功能很弱，注意每次吃饭的时候不要吃得太多，可以采用少食多餐的方法，一天进食 4 ～ 6 次是比较适当的。并且多吃一点蔬菜，尽量少吃主食，为了保证营养均衡，可以每天喝一杯牛奶或者一碗蛋花汤来作为补充。要多吃细软的食物，并且尽量减慢吃饭的速度，细嚼慢咽，以此来帮助胃肠消化，减轻胃肠的负担。

患者要自觉远离那些诸如花生、蚕豆、煎炸食物等坚硬、难消化的以及刺激性的食物。另外，为了增加体力和肌力，促进胃部张力的提高，胃下垂患者还应该增加蛋白质的摄入量，含蛋白质较多的食物包括鸡肉、鱼肉、牛奶、豆腐、豆奶等，注意要将肉做得细软一些，并且要充分咀嚼。

养成良好的饮食习惯，配合药物治疗，并适当运动，相信你很快就能摆脱胃下垂病痛的折磨。

# 养胃饮食的三大误区

随着人们的健康观念渐渐增强，胃病越来越受到大家的重视，因此关于养胃的说法也是越来越多，有些说法被一传十、十传百，似乎成了"真理"。但是，有些说法并不是十分准确，很容易误导胃病患者，结果不但没有养好胃，反倒让胃受到了更大的伤害。因此，在养胃的时候，要小心避开下面这些误区，才能更好地养胃护胃。

**误区一：多喝粥，最养胃**

很多人都认为粥细软，吃下去之后不会对胃造成损伤，而且还有利于消化，于是就经常喝粥，每天都喝粥。其实，这种做法是欠妥当的，长期频繁喝粥，可能会给胃带来更大的负面影响。

首先是因为粥太过细软，这一方面是好事，可以不像硬质食物那样对胃造成伤害；但是另一方面，正是由于粥的细软，在喝粥的时候，很多人都不怎么咀嚼就咽下去。而人在咀嚼的时候，会刺激口腔中唾液腺的分泌，产生很多唾液，而唾液中含有很多淀粉酶，这些淀粉酶会促进消化。而喝粥时，由于不怎么咀嚼，唾液就少了，淀粉酶也相应变少，就不利于消化了。

而且，粥中含有的水分很多，进入胃以后会稀释胃液，加速胃的膨胀，使胃的运动减缓，同样不利于消化和吸收。对有胃食管反流病的人更不宜多喝粥，以免加重反酸反食症状。

这里还有一个问题是，很多人认为：粥＝米饭＋水，于是，在吃饭的时候，在米饭中倒入一些水当作"粥"来喝的人也不在少数。这是对胃伤害很大的一种吃法，不但没有养胃，被水冲下、咀嚼极不充分的

"水泡饭"会大大加重胃肠的消化负担，引起消化不良和其他胃部不适。真正合格的养胃粥是黏稠的，水和米会均匀地混合在一起，而不能米是米水是水，米粒不能沉在水底，更不能把米饭倒上一点水就当作"粥"。

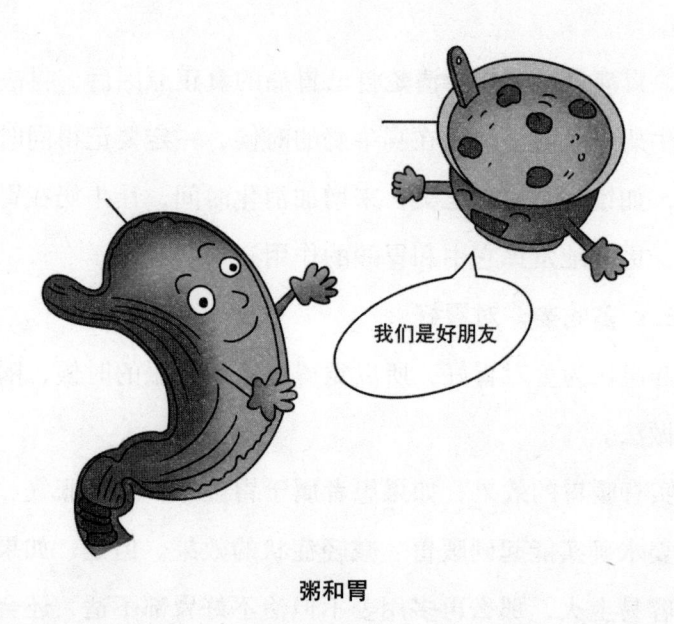

我们是好朋友

**粥和胃**

因此，喝养胃粥也要注意，要动手熬煮真正的粥。在吃粥的时候也要慢慢来，不要喝过烫的粥，这同样会伤胃；并要谨记，喝粥要适量，不能过度钟爱于粥，细嚼慢咽地吃好主食，才是养胃的关键。

**误区二：胃难受，喝杯牛奶就好**

很多人在感觉胃部酸胀、胃痛不适的时候，喝一杯牛奶有很好的缓解作用。于是，就以为牛奶可以治疗胃痛，因此无论什么原因引起胃痛，都喝一杯牛奶来缓解，认为这是一个治疗胃痛的妙方。其实，并不是所有的胃酸、胃痛都适合用牛奶来缓解的。

牛奶之所以可以缓解胃酸、胃痛，是因为牛奶进入胃里后，可以稀释胃酸，并暂时形成一层保护膜来保护胃黏膜，让患者觉得舒服。

但是，有很多胃痛并不是由胃部不适引起的，比如，有时情绪紧张会引起胃痛、便秘会引起胃痛、肠道传染病也会引起胃痛，这些病症用喝牛奶的方法来解决，就不会有效果。而且，如果空腹喝牛奶，牛奶在胃中停留的时间太短，反而会刺激胃酸的分泌，增加疼痛，那样就会适得其反。

因此，胃痛患者要在弄清楚自己胃痛的真正原因后，再决定是否可以通过喝牛奶来缓解。而且在喝牛奶的时候，一定要记得同时吃一些固体的食物，如馒头、面包之类，来增加消化时间，让牛奶在胃内的停留时间延长，更好地发挥它中和胃酸的作用。

**误区三：多吃姜，对胃好**

人们普遍认为姜对胃好，所以觉得胃不太舒服的时候，喝碗姜水是很多人的做法。

姜确实有暖胃的效果，如果患者属于胃虚寒，经常胀气、腹泻，那么喝一点姜水确实能起到暖胃、减轻症状的效果。但是，如果患者本身为体热，容易上火，那么再多用姜不但治不好胃部不适，还会引起身体其他方面的不适。而且，姜属于刺激性食物，比较辛辣，吃多了之后会刺激胃，刺激胃酸分泌，反而会加重病情。因此，不要在弄不清自己体质和胃病原因的情况下乱用姜，应认清情况，对症下药。

# 第五章

Baituo Weibing

# 运动，胃病患者的动力处方

　　运动是有益健康的"法宝"之一，它几乎对任何疾病都有预防和缓解作用。胃肠本身即是身体运动的"积极分子"，它的运动可促进食物的消化、吸收。而身体的运动可以刺激胃肠的血液循环，提高胃肠蠕动速度，增强胃肠力量，对预防或缓解胃病有很好的效果。因此，运动被人们称为"治疗胃病的第二个处方"（第一个处方是饮食）。

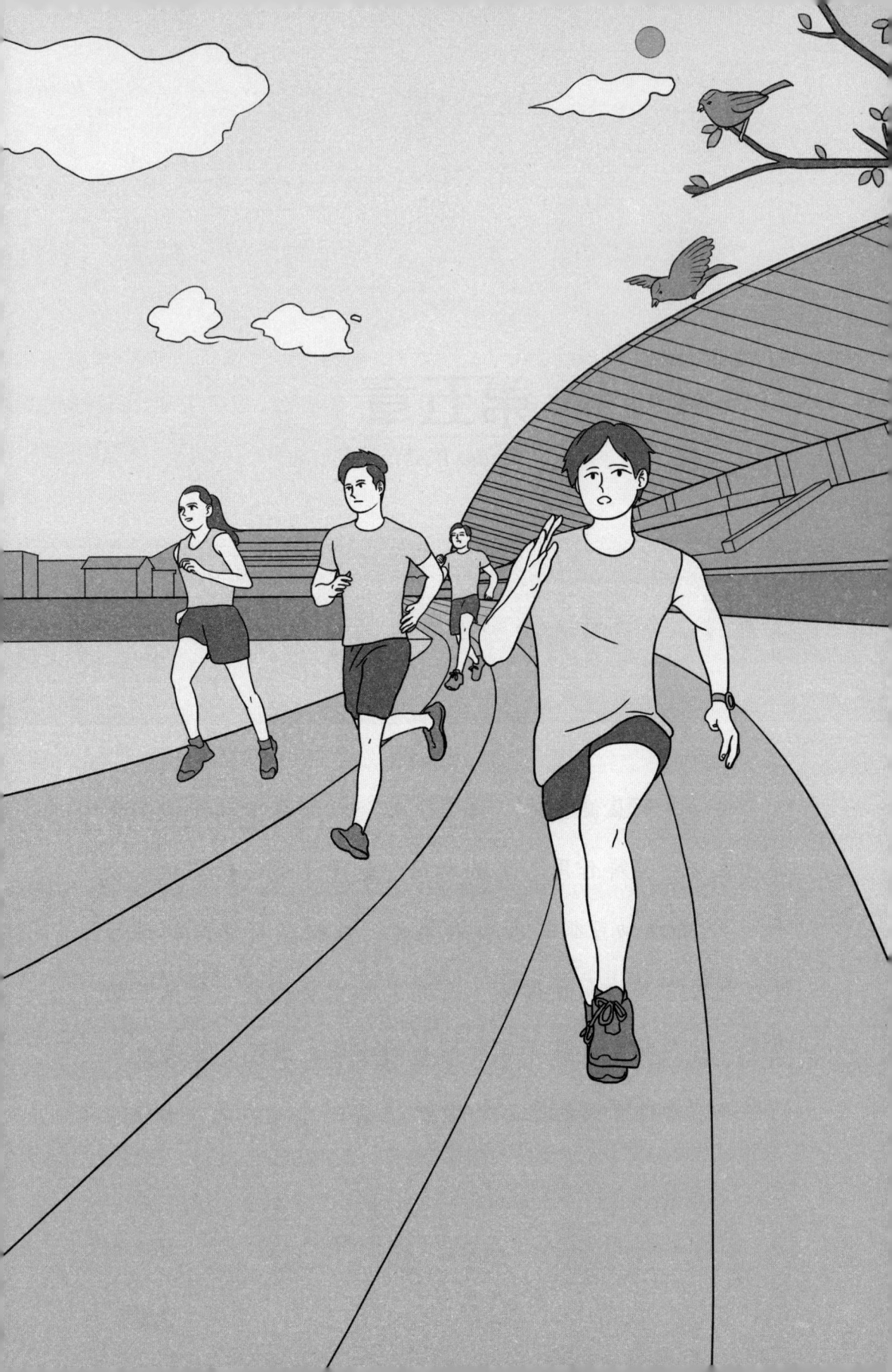

# │养胃新观念——运动养胃│

你的"保胃战"所运用的"战略战术"还是只停留在调理饮食方面吗？如果你的答案是"是"的话，那么，你已经落伍了。现在已经出现了一种新型的"作战方式"——运动。单一地依靠饮食进行调节，并不能非常有效地防治胃病，这就像人用一条腿，没有办法很好地走路一样，只用饮食配合吃药的疗法，会使你的"保胃运动"缺少点什么，总是不会有太大的起色。要想能够站直身子、顺利地走路，就要拥有"另一条腿"。只有运动和饮食"协同作战"，才能让你的"保胃战"打得漂亮，并取得最后的胜利。那么，运动是如何参与到"保胃战"中的呢？

运动可以改善消化系统的功能。首先，运动可以促进胃肠的蠕动，增加消化液的分泌，有了运动的"一臂之力"，胃肠在消化食物的时候，就不会那么辛苦，减轻了很多负担，那么其消化和吸收就会变得更加顺利，减少消化不良等胃部病症的发生。其次，当我们运动的时候，呼吸的频率和深度就会相应地增加，自然就会促进膈肌的上下浮动，同时也会使腹肌得到较大幅度的运动。这些部位的运动都会对胃肠起到"按摩"的作用，能够改善胃肠的血液循环，加强胃肠道黏膜的防御机制。特别是对患有消化性溃疡疾病的患者来说，有着非常大的好处。

同时，运动还可以增加全身肌肉的力量，其中就包括增强腹肌和消化道平滑肌的力量，这有助于使消化器官保持在平衡的位置上。所以，适当的体育运动对于胃下垂来说，也有很好的预防和治疗作用。

当然，胃病患者可以采用的运动疗法很多，其中包括比较简单的散步、慢跑、骑自行车、打太极拳等。在运动锻炼的时候，切忌操之过急，不要一开始就运动强度很大，也不要在一开始的时候运动量就特别大，这些急于求成的做法只会让胃受到伤害。所以，养胃运动是一个循序渐进的过程，是一个由少到多的累积过程，要一点一点地增加运动量和运动强度。这个过程是漫长的、缓慢的，因此，运动养胃要有持之以恒的耐心，要每天坚持，养成习惯，才能在长时间的坚持中，达到改善胃肠功能、养胃护胃的目的。

可以从一些比较简单的养胃运动开始。比如，可以采用全身放松、速度缓慢的步行，每次坚持 20 ～ 30 分钟，运动脉搏控制在每分钟 110 次左右就好，这并不是很难，也不辛苦。同时，在运动的时候还可以放松心情。步行的话，可以选择在风景幽雅、环境优美的地方漫步 2000 米，这有助于调节中枢神经系统，改善胃肠功能，对胃胀、嗳气、胃溃疡都有一定的缓解和治疗作用。随着运动时间的增加，病情的逐渐好转，就可以根据自己的情况慢慢增加运动量，运动脉搏可以达到每分 130 ～ 140 次，每天最好坚持运动 20 ～ 40 分钟。

需要注意的是，如果你患的是比较严重的胃病，比如说急性胃炎、胃出血或胃部疼痛严重的患者，就不要急着运动，而是应该先配合医生的治疗，待病情缓解的时候，再开始慢慢运动起来。

生命在于运动，只有足够的运动，才能让我们的身体强壮。同时，胃肠也在于运动，足够的运动量才能让胃肠充满活力。所以，不要偷懒，行动起来，和你的胃肠一起做运动！

# 运动养胃要对症

由于不同的原因，胃病有很多不同的症状，医学上讲究"辨证论治"，那么运动养胃也要对"证"运动，不同的胃病表现用不同的运动方法来辅助治疗。一切从实际出发，具体问题具体分析的方法，用在运动养胃上，也同样适合。

下面就来看一看常见的胃部不适的症状，以及简单的运动方法。

## 胃部不适的表现1

加班加点工作后放松下来，忽然开始腹泻，身体极度疲惫，胃部胀痛，甚至有恶心、呕吐的症状出现。

**原因**：这属于寒湿型脾胃疾病，忙碌繁重的工作，使人体气机运行受阻，影响到脾胃，导致中气不足，体力不支。

**对症运动**：咽唾液 + 简易按摩操

● **咽唾液**：唾液对促进消化有很好的作用。早晨起来刷牙漱口之后，凝神闭口，用舌头在口腔里搅动，反复多次，直到唾液充满口腔为止，然后分次慢慢咽下去。

● **简易按摩操**：仰卧，两手臂侧平举，手心向下贴在地板上。吸气，慢慢抬起左腿，使之与躯干成直角，左腿侧向右边贴地，肩部保持平稳，保持这个动作5～7秒。吸气，将左腿抬起，重新成直角，呼气，将之放回原位。换右腿，重复该组动作。

## 胃部不适的表现 2

睡醒之后忽然感觉头昏脑涨，身体发热，胃部冷痛、胀满，有时还伴有恶心想吐的感觉。

**原因**：这属于脾湿外感型脾胃疾病。外感病多缘于风，风为百病之长，常挟诸邪袭人。

**对症运动**：叩齿法 + 自我按摩操

● **叩齿法**：全身放松，摒除杂念，轻闭双唇，然后上下牙齿有节奏地轻轻相叩 30 多下。

● **自我按摩操**：坐在床上或地上，双手握脚板，将双脚收到腹部前方，保持这个姿势慢慢向后躺。腹部用力，双手尽可能紧握脚板，背部前后晃动。注意，用力要适当，不要扭伤脖颈。这个按摩操一般在晚饭前 1 小时进行。

## 胃部不适的表现 3

心情不好，精神欠佳，腹部胀满、两胁胀痛、胸闷、嗳气、食欲不振、四肢困重。

**原因**：这属于肝郁脾湿型脾胃疾病，做事追求完美的人容易情志抑郁、肝气郁结，导致脾胃升降运化失调。

**对症运动**：呼吸调理法 + 自我按摩操

● **呼吸调理法**：采用意念呼吸，配合自然呼吸、腹式呼吸、"吁"字呼吸等功法进行。找到一个舒适的位置，将双手搓热后放于腹部，意念呼吸的部位主要有神阙等穴位，用鼻吸气而用嘴呼气，呼气的时候发出轻声的"吁"字音，但是声音不要太大。每天练习 2 ～ 3 次，10 ～ 30 分钟即可。

● **自我按摩操**：双脚打开，约两倍于肩宽，脚尖向前，两手扶住膝盖微呈马步姿势。上身保持正直，缓缓弯膝蹲成更深的马步。注意膝盖不要超过脚尖，保持10秒钟后恢复成微马步的姿势。如此身体起伏数次。

## 胃部不适的表现4

胃部经常隐隐作痛，有时候还有胀闷的感觉，胸口像有什么东西堵着一样，一咳嗽就出痰，舌苔呈淡红色。

**原因**：这属于脾虚气滞型脾胃疾病，是由于平时缺少运动、不注意保暖、心情抑郁等造成的。

**对症运动**：针灸 + 自我按摩操

● **针灸**：可疏通经络、平衡阴阳，建议去医院或门诊进行针灸。

● **自我按摩操**：坐在椅子上，两手交叠贴于腹部。吸气，挺胸，直背，用力向前挺出上半身，使肚子挺出一个弧度，身体微微后仰。然后吐气，缩胸，弯腰，双手用力往腹部压。

# 运动养胃，教你几招

胃病发生的原因，除了饮食方面不规律和不合理之外，缺乏运动也是不可忽视的一个重要因素。由于工作的原因，大多数人都缺乏足够的运动量，这不仅使人的体质下降，对人的胃肠也有很大的坏处。没有足够的运动量，胃肠的运动也会减慢，长时间缺乏运动，胃病就会随之出现。因此，要想拥有一个健康、充满活力的胃，就要在注意饮食的同时，加强运动和锻炼，双管齐下，保养胃才更有效果。

不要再以"没有时间"为借口而拒绝运动，下面几招简单的运动方式，不会占用你太多的时间，就可以帮你的胃增加活力，快来试试吧！

## 第一招：腹式呼吸

我们平时习惯的呼吸方式都属于胸式呼吸，这种呼吸不利于大量吸入新鲜空气。腹式呼吸比起胸式呼吸能增加血液的含氧量，而且呼吸时腹部的收缩和放松，对胃来说，是一种很好的"按摩"，能够促进胃的运动，改善胃的消化功能。

**具体做法：**

1. 吸气时尽量深吸，直到感觉再也吸不进气的时候停止。

2. 屏住呼吸坚持35秒左右，再将腹部和肺部的空气缓慢地吐出。注意，吐气所用的时间不要少于8秒。这一动作可以每天晚上躺在床上准备入睡的时候做。

## 第二招：提臀养胃

**具体做法：**

1. 双腿开立，与肩同宽，双膝微屈，上身微微前倾，腰背要挺直，双肩自然下垂，两手自然垂于大腿上。

2. 腰腹部用力，臀部后翘、上提，尽量提到极限后，臀部像画下半圆一样运动，坚持 2 分钟左右；然后慢慢收回，恢复到开始时的动作。反复做 15 次，休息片刻，每次做 2 组。

## 第三招：饭后散步

饭后坚持散步，腹部肌肉的运动会促进胃肠的运动，增强胃肠的消化功能。这里所说的"散步"，并不是平时大家所理解的溜达，它是有标准的。而且，这样的散步，不要在吃完饭后立即进行，而是要休息一会儿，大约 1 个小时后再运动也不迟。

**具体做法：**

1. 挺胸抬头，迈大步，双臂随步行的节奏前后有力地进行摆动，且迈步的路线要直。

2. 散步的强度要因人而异，一般是走到感觉稍稍有些出汗，就达到锻炼的目的了。快步走的时候，以心率不超过每分钟 100 ～ 110 次为宜。

## 第四招：伏地挺身

**具体做法：**

1. 俯卧在床上或地板上，全身放松。

2. 前额触碰在床面或地面上，两腿伸直，双手弯曲与肩平放，肘部靠近身体，掌心向下。

3. 用双手支撑，缓慢抬起头部、胸部，双腿仍保持与地面接触，直到感觉胸腹完全展开。保持这个姿势约10秒钟，重复做3～5次。

## 第五招："叫花功"

**具体做法：**

1. 找一处笔直的门板或墙壁，全身放松，将头、背、臀贴着门板或墙壁，两脚跟距离门板或墙壁约两拳远，双脚分开，与肩同宽。

2. 上身贴门板或墙，双腿缓慢屈膝下蹲，直到臀部约与脚跟距离一拳，同时将双掌覆于膝盖上，中指轻轻扣掐膝盖处的犊鼻穴（膝部髌骨下方，髌韧带外侧凹陷中）。在下蹲的同时，配合吐纳运气的"嗨"字诀，动作与吐纳一致。

3. 将腰背离开墙壁，同时提起脚跟，将重力集中在脚趾尖上，顺势把脚向前推，以平为度，使背、腰、臀悬于空中，后脑勺靠着门板或墙壁，全身放松，不要用大力。这时应将胸、腹部挺起成一条直线，使胃

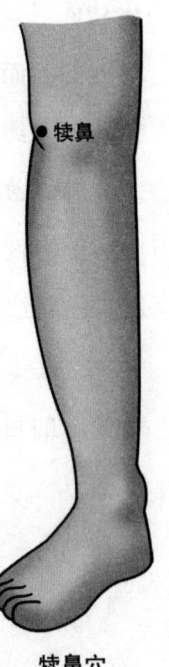

犊鼻穴

肠得到恰到好处的运动。在此动作当中，应配合吐纳运气的"四字诀"，动作与吐纳要一致。

吐纳运气方法：用"逆呼吸"，采用"嗨"字诀，张口平舌呼气，发的是"喉音"，呼气外出，肚子鼓大；"晒"字诀，微微张开嘴唇，叩齿而吸气，发的是"唇齿音"，吸气入内，肚皮凹缩。

4. 按照第 3 步骤进行，返回原来的蹲姿，将脚跟慢慢落平，肩、背、腰、臀紧贴门板或墙壁，还原时配合"嗨"字诀。

# 第六招：站立弯膝

**具体做法：**

1. 双腿分开，与肩同宽，身体微微向前弯，双手轻放在膝盖上。

2. 深吸一口气，吐出气的时候缓缓收缩腹部肌肉，使腹部肌肉呈凹陷状。但要注意不要过于用力。

3. 保持姿势 5～20 秒，但是不要憋气，然后顺势将肺部气体排出体外，放松肌肉。重复 4～7 次。

# 第七招：跪姿前倾

**具体做法：**

1. 双膝跪在地上，膝盖到脚趾都要接触到地面，上半身保持正直，双手自然下垂。

2. 缓缓坐下，直到体重完全压在脚踝上，双手自然放在膝盖上，保持正常呼吸。保持这个姿势约 30 秒，放松后再将上半身前倾。重复做 3～5 次。

# 锻炼胃肠，勤做胃肠操

我们在上学的时候，都做过操，以此来强身健体，促进体格的发育。早操可以提高身体神经系统的调节功能，改善身体的供养状况，使我们的身体保持健康。那你知道吗？要想我们的胃肠保持健康，最好也要给我们的胃肠做做"胃肠操"，让我们的胃肠得到足够的运动，保持一种健康的状态。

下面要介绍的胃肠操其实特别简单，也不受时间、地点的严格限制，只要有时间，就可以来做做胃肠操。具体做法参考下面提示。

1. 双腿分立，与肩同宽，双臂自然下垂。左手手心向上，沿腹胸中线缓缓上升，同时慢慢吐气，直到手举过头顶，手心反掌，慢慢向左侧转，并开始呼气。直到手臂向左伸直、手心完全向下，继续慢慢下降至自然下垂。然后换右手做同样的动作，共做 32 次。

2. 双手平端，指尖相对，由腹部开始慢慢向上升，直到升过头顶，然后向两侧分，慢慢垂下至自然下垂。将此动作反复做 16 次。

3. 冲拳：将两拳眼相对，放于胸部正中间。右拳向前方用力冲出，冲后还原到原来位置，再以相同方式冲左拳。两拳交替冲出，反复 16 次。

4. 转腰：两腿自然开立，先顺时针转腰 4 次，再逆时针转腰 4 次。

5. 揉腹：两手掌相叠，捂于肚脐处，先顺时针缓缓揉腹 8 次，再逆时针缓缓揉腹 8 次。

6. 捶：双手交替捶胸部左右上角，每角各捶 8 次，然后双手交替捶肩，也各捶 8 次，然后用双拳的拳背捶背部，由上而下，次数不限，最后双拳沿臀部往下捶，依次捶过两大腿、两小腿，然后回到臀部继续捶。如此反复 4 次。

7. 弯腰：向前弯腰，双手摸左脚尖 2 次，摸右脚尖 2 次，然后慢慢直腰。如此反复 4 次。

8. 举臂：左臂往身后伸，同时举起右臂，并向左回头看右脚跟，然后右臂往身后伸，左臂向上举起，向右转头看左脚跟。重复此动作 8 次。

9. 呼吸：脚呈外八字，两手心向上，平展于腹下，指尖相对，沿腹胸中线缓缓上行，吸气，当双手到达颈部的时候翻掌向下，呼气。重复此动作 8 次。

在做这几节操的时候，可以自己规定拍子，一边在心中默念拍子，一边做操。同时，要注意呼吸稳定均匀，动作和缓流畅，不可用力过猛或者做得太快，那样不但不能给予胃肠很好的锻炼，还有可能因为动作太过激烈而伤到胃肠，那就适得其反了。而且，不要在饭后 1 小时内做这套操，饭后的胃肠在进行紧张的消化运动，这时最好不要"打扰"它们。因为做操的时候最好平心静气，所以，最好找一静处，平复身心，专心做操。

只要持之以恒，坚持每天做做胃肠操，不仅能够锻炼胃肠，也能够起到强身健体、提高免疫力的作用。还等什么，快来做操吧。

# 缓解胃下垂，让胃有精神

正常人在站立的时候，胃所处的位置，是在腹腔内。但是胃下垂的患者，胃的下缘会垂到盆腔，此时胃部周围韧带松弛，胃的张力降低，腹壁脂肪缺乏，就会影响胃部的正常蠕动。一般胃下垂易发生在体形消瘦、多次腹部手术、内分泌失调以及久病消瘦的人。尤其是年轻的女性，因为爱苗条，采用不健康、不科学的减肥方法，过度节食或饮食无规律，导致胃部张力降低，引发胃肠功能障碍。

要想治愈胃下垂，除了配合药物治疗，养成科学的生活习惯和饮食习惯之外，运动的辅助治疗也是不可缺少的。下面就介绍几种简单的对胃下垂有治疗作用的运动，以增强腹部肌肉的力量，增强胃及韧带的张力，帮助你的胃"站"起来。

1. 仰卧起坐：仰卧在床上，双手放在身体的两侧，头慢慢向上抬，用腹肌的力量使身体坐起来，然后慢慢躺下。刚开始的时候可能单靠腹肌的力量起不来，这时不要用太大的力量，可以用手稍稍扶一下床，帮助起来。锻炼时间久了熟练之后，可以将双手十指交叉放在脑后，然后缓缓坐起。每天早晚各做 10 ～ 20 次。

2. 收腹抬臀：躺在床上，屈膝抬臀，脚蹬床面，然后缓缓用力，收腹抬臀。会感觉肛门紧缩，保持这样的姿势约半分钟，慢慢放下臀部着床，使腹肌放松，休息片刻。再做同样的动作，反复数次。

3. 仰卧挺胸：仰卧在床上，用头和两腿支撑身体，慢慢用力将腹部挺起来，一起一落，每天早晚各做 10 ～ 20 次。

4. 抱膝屈腰：仰卧在床上，双腿上举，与上身成直角。屈膝，双手抱膝，屈膝抬髋，使腰部屈曲，然后缓慢复原成仰卧。休息片刻，重复动作数次。

5. 仰卧举腿：仰卧在床上，双腿并拢，直腿举起，在距离床20～30厘米高的地方悬住不动，保持约10秒钟，然后还原，再做第二次。每天早晚重复做此动作各10～20次。

6. 空中蹬车：仰卧于床上，屈膝屈髋，在空中做蹬自行车动作，每次坚持2～3分钟。

7. "V"字形操：坐在床上或地上，双脚上举，同时保持膝盖和脚尖都伸直，将双臂也上举，使全身呈"V"字形，保持这个动作约30秒。每天早晚各做5～10次。

8. 双掌摩腹：静卧在床上，双掌紧贴下腹部，按顺时针方向轻揉全腹部，可以经下腹起至右上腹慢慢向上，再转向左侧，向下至左下部，循环全腹部。每次连续轻揉10～20次。

9. 仰卧摆腿：仰卧，两腿并拢，伸直，慢慢向上举起，在距床面20～30厘米的地方停止不动，然后慢慢地向两侧摆动双腿。每天早晚坚持做10～20次。

10. 腹壁运动：配合呼吸运动，使腹壁一张一缩运动。这样可以增加腹肌的力量，使腹肌对胃有一定的支撑力。这个运动可以在每次吃饭前做，每次30～50下。

11. 高抬腿原地走：在地上站定，两条腿轮流高高抬起，抬起来的时候，使膝关节屈曲，大腿与上身成直角，然后放下，类似做原地踏步一样。每天坚持走200步。

这些简单的运动方式都能够有效地帮助增加腹壁肌肉的力量，增强胃部肌肉的紧张度，从而达到辅助治疗胃下垂的效果。胃下垂的患者可以从以上列举的运动中挑选2～3项，每天坚持锻炼，持之以恒，再配合药物和饮食，就能远离胃病的困扰。另外，吃完饭后不要立即做这些运动，而是要休息一会儿，给胃肠消化的时间，一般在饭后约 2 小时再做运动。

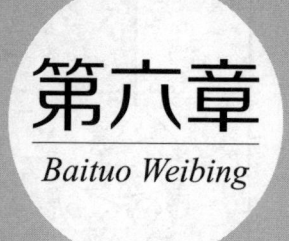

第六章

*Baituo Weibing*

# 中医调养治胃病

　　在中医理论中，胃是"六腑"之一，与"五脏"中的脾互为表里。不过，中医认为胃并不是一个单独的器官，而是包括了脾、肠等众多消化器官，所以中医的调理脾胃，更多的是调理消化系统的整体功能。

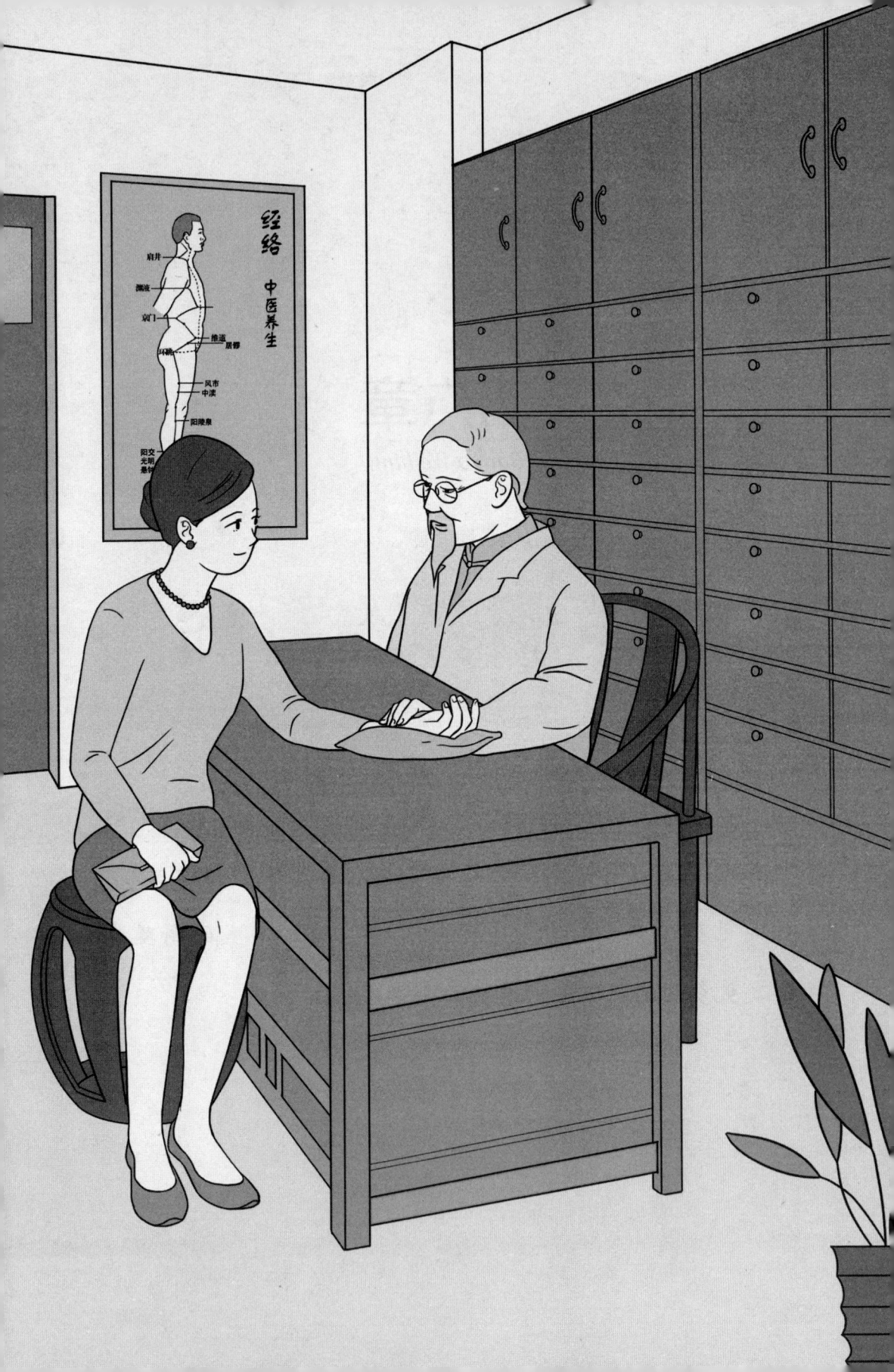

# 按摩带你远离胃病困扰

治疗胃病，光靠吃药是不能完全解决问题的，或者效果不会太明显。而有时候自己动动手按摩一下，就能很好地辅助胃病的治疗，让你在轻松享受按摩的同时，也能帮助自己远离胃病所带来的痛苦和麻烦。但是，中医按摩涉及穴位的问题，如果找不准穴位或者掌握不好要领，按摩是不会起作用的。那么在这里就教给大家一些简单易行的按摩方法，在家里也能学会给自己按摩。

## 手部按摩

手部按摩是非常简单又有效的保健方式。相关专家经过研究发现，人的手部有 344 个穴位，70 多个反射区，人体的生理、病理信息，大多能从手部反映出来。根据这些理论，专家建议，如果胃不好可以在饭前半小时按摩左手心，顺时针方向轻轻按摩左手心 36 次，可以促进胃液和消化酶的分泌；饭后半小时后再顺时针按摩 36 次，此时可以稍稍用力大一点，促进胃部食物的排空，减轻胃肠负担。

脾的保养也在左手心，触摸大拇指靠近指根的部位，力度为摩擦皮肤、似触非触，顺时针摩擦 64 次，对脾十分有好处。

## 指颤按摩法

很多人容易胃痛，而胃痛经常吃药也会对胃造成一定的伤害，得不偿失。所以，当你再胃痛的时候，可以试试这个"指颤按摩法"，能有效地缓解胃痛。

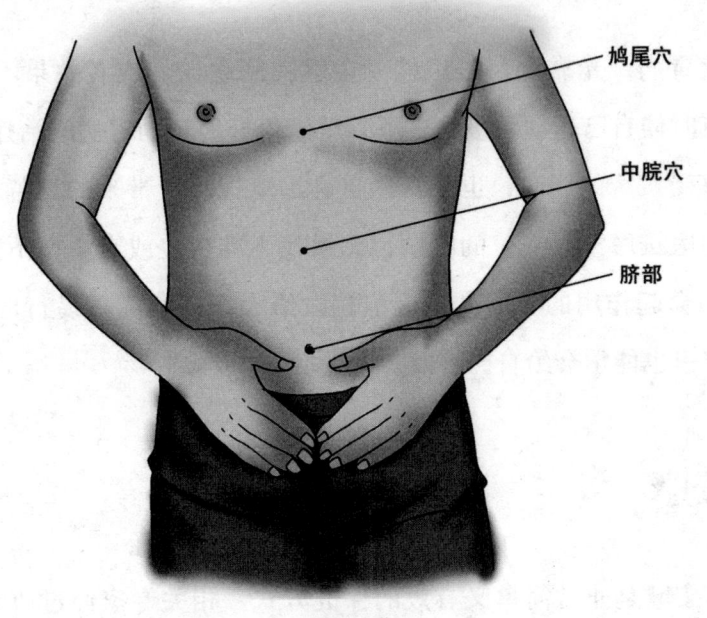

　　鸠尾穴

　　中脘穴

　　脐部

指颤按摩图

　　具体做法：平躺于床上，腹部放松，手指微微弯曲，并使手指指尖位于同一平面，指尖轻轻贴于腹部，上下颤动，像小鸟啄食一样，颤动的频率以每秒 3～4 次为宜。用力不要太大，要均匀柔和。可以从上腹部开始，由剑突（位于胸骨体的下端，上端与胸骨体相连，下端游离，约平对第九胸椎）下缓缓向下按摩，直到脐部，来回往复移动，左右手可以轮换交替进行。这样颤动 10 多分钟即可。

　　这样的指颤按摩可以改善植物神经的兴奋和抑制过程，增强血液与淋巴的循环，能够疏通气血的瘀滞，促进胃肠蠕动，对缓解和消除胃痛有很好的治疗作用。

# 自我摩腹法

小孩子感觉胃部不舒服的时候，大人经常会轻轻地帮助按摩他们的腹部，大多时候都能够缓解胃部不适的症状。这是有科学根据的，轻轻地按摩腹部，可以帮助调节胃肠的神经功能，帮助胃肠的蠕动和消化。

平时感觉胃部不舒服的时候，就可以使用这个简单易行的"摩腹法"：仰卧在床上，弯曲双腿，双手手掌相叠，放在腹部，以肚脐为中心，在腹部的中、下部沿顺时针方向按摩约5分钟，以腹部感觉到温热为宜。慢慢地，可稍微加重手部的力气，并扩大范围，按摩整个腹部约2分钟。

每天坚持这种自我按摩1～2次，连续按摩24天，如果胃病症状减轻，就可隔日1次，然后再根据具体情况酌情增减。

# 按摩内关穴

按摩内关穴对于减轻胃部疼痛也有很好的作用。如果突然出现胃疼，而手边又没有药，就可以用力按摩内关穴来试试。

内关穴位于人体的前臂掌侧，手指向上平放，然后用另一只手的食指、中指、无名指放在腕横纹上，这三个手指触到的两根筋中间为内关穴。

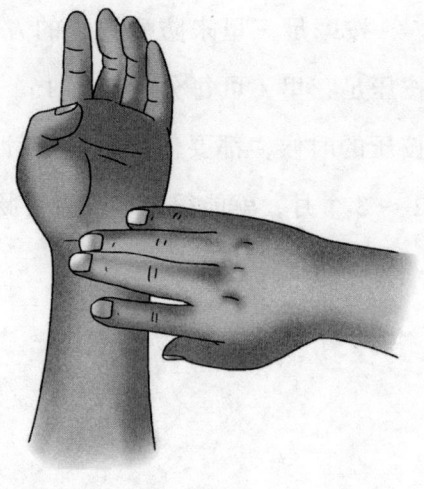

内关穴

## 按摩足三里

足三里是"足阳明胃经"的主要穴位之一，具有调理脾胃、补中益气、疏风化湿等功效。现代医学研究证实，按摩或针灸足三里穴，能够使胃肠的蠕动更加有力，并有规律，促进多种消化酶的分泌，帮助消化，且能增加食欲。可以有效地治疗一些常见的胃部疾病，比如急性胃炎、胃十二指肠球部溃疡、胃下垂等。在解除急性胃痛的方面，效果尤其明显。

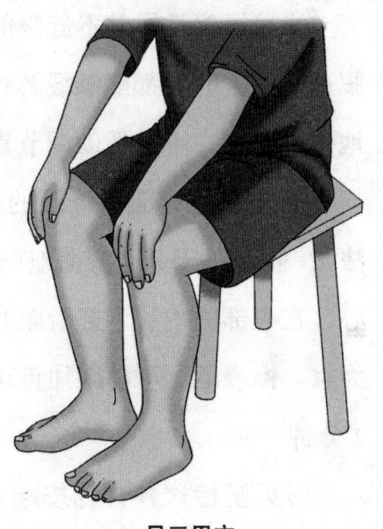

足三里穴

足三里位于小腿前外侧，外膝眼下3寸，距胫骨前嵴1横指，当胫骨前肌上。找此穴位时，由外膝眼向下量4横指，在腓骨与胫骨之间，由胫骨旁量1横指即是。

按摩足三里来防病健身的方法很简单，可以每天用大拇指或中指按压足三里，可每分钟按压15～20次，按压5～10分钟即可。每次按压的时候，都要使足三里有针刺一样发热、酸胀的感觉。这样坚持2～3个月，就能很好地改善胃肠功能，使人精力充沛、心情舒畅。

# 动动脚趾，轻松治胃病

别看脚趾离胃挺远，与胃好像是"八竿子打不着的亲戚"，其实不然。脚趾之间有关于胃的重要的穴位，因此，动动脚趾也能够治疗胃病。

"胃经"是人体的十二经脉之一，主治胃肠等消化系统、神经系统、呼吸系统等的某些病症。而"胃经"就经过脚的第二脚趾和第三脚趾之间，管脾胃的内庭穴也在脚趾的部位。由于这些经络和穴位的位置，使脚趾与胃的关系变得密切起来。胃肠功能较强的人，一般在站立的时候，脚趾抓地会很牢固；胃肠功能差的人，二趾和三趾则会干瘪而且缺少弹性，在站立的时候，往往就会抓地不牢。

所以，经常活动锻炼脚趾，有健胃的功效。在工作或休息的时候，都可以有意识地多运动一下脚趾，持之以恒，对于增强胃肠的消化功能有很好的作用。练习的方法如下，非常简单。

● **脚趾抓地**：坐着或者站着都可以，但最好是站立，这样可以让双脚的经络承受一定的压力。将双脚平放在地上，紧贴着地面。双脚分开，与肩同宽，屏息凝神，连续做脚趾抓地动作 60 ～ 90 次。这个动作一松一放，可以让足部的经脉得到松紧的交替刺激，大有益处。

在做这个动作的时候，可以赤脚，也可以穿比较柔软的平底鞋。每日可以重复练习多次。

● **脚趾抓物**：想锻炼脚趾，最好的方法就是让脚趾去"抓"东西。每天在用热水泡脚的时候，可以捡一些大小适当的鹅卵石或者是其他的一些物体，放在洗脚的盆子里，一边泡脚，一边锻炼着用二趾和三趾去夹取这些物体，这样就可以刺激脚上的经脉和穴位，起到"按摩"的作用。如果坚持下去，对胃病患者有很重要的辅助治疗作用。

但是，做这个动作的时候要注意，如果是糖尿病患者，在选择鹅卵石或物体的时候，要注意它们表面的圆滑程度，不要过于粗糙，否则有划破脚部皮肤的危险，从而引起感染。

● **轻扳脚趾**：在休息或看电视的时候，可以轻轻地将脚趾往上或往下扳，同时配合着轻轻按摩脚趾间的内庭穴。如果是有口臭、便秘症状或者消化不良的患者，可以顺着脚趾的方向按摩内庭穴，能达到去胃火的目的，减轻或消除这些症状；如果是脾胃虚弱、腹泻或者因为吃了生冷的食物而胃痛的患者，则可以逆着脚趾的方向按摩内庭穴。

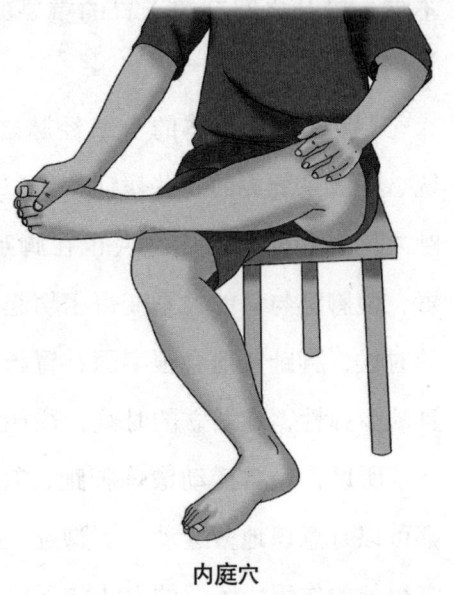

内庭穴

尽管这么简单就可以达到健胃养胃的效果，但是也有要注意的地方，如果想让这些按摩真正起到理想中保健养胃的作用，就要持之以恒，长期地坚持进行自我按摩。如果只是三天打鱼，两天晒网，想起来或者感觉胃部不适的时候才临时抱佛脚，按摩几次，等到症状缓解之后便不再坚持，是不会真正有效果的。因此，一定要督促自己持之以恒地练习下去，不要断断续续，这样才会达到健胃的目的。

# 中医推拿缓解胃痛

中医中一些简单的推拿方法也能很好地缓解胃痛，这些推拿方法有的可以自己进行，有的可以在家人的帮助下进行，都比较简单。下面就简单介绍一些方法。

● **方法一：**

患者仰卧在床上，家人用"一指禅"法从背部脊柱两旁沿膀胱经顺序而下，到达三焦腧，如此往返 4 ~ 5 次。然后，用比较重的手法在肝腧、脾腧和三焦腧处分别进行按揉。

患者仰卧在床上，家人先用轻快的一指禅推法在胃脘部治疗，以热力渗透皮肤有感为度。然后按揉中脘、气海、天枢等穴，同时配合按揉足三里穴。

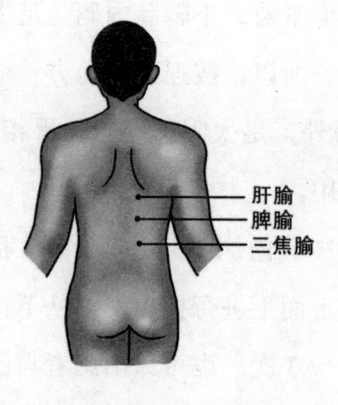

肝腧、脾腧和三焦腧穴位示意图

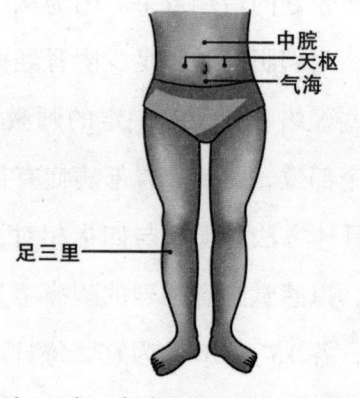

中脘、天枢、气海和足三里穴位示意图

患者再取坐位，家人拿肩井穴并循臂肘而下，在手三里、内关、合谷等穴位做比较强烈的刺激。然后再搓患者的肩臂，使经络畅通，再搓摩患者两肋，从上到下往返数次。

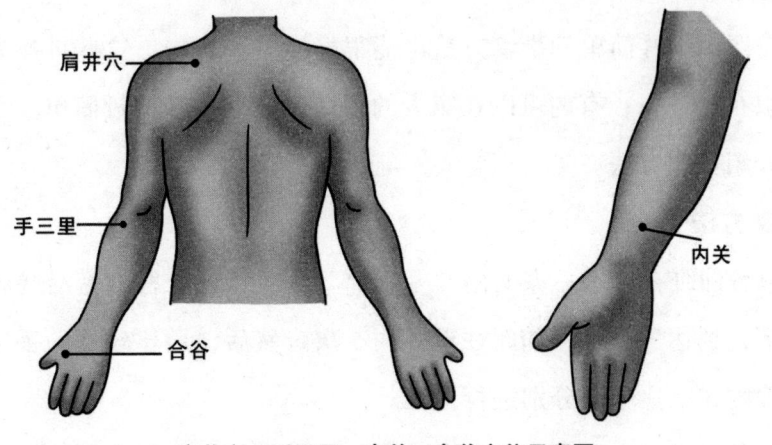

肩井穴、手三里、内关、合谷穴位示意图

● **方法二**：捏捏小腿止胃痛。

每天捏一捏小腿肚内侧 1/3 处的肌肉部分，对急性胃病和慢性胃病都有比较好的治疗效果。因为从中医的角度来看，小腿肚内侧是足太阴脾经、足厥阴肝经和足少阴肾经循行之处，所以，按捏这个地方，能够对这些经络和穴位有一定的刺激作用。另外，足太阴脾经与脾胃相连，捏这个部位，对治疗胃部病症有很大的作用。

具体方法：拇指与四指相对，捏住小腿肚内侧 1/3 处的肌肉，稍稍用力，以感觉到有强烈的酸痛感为度。自上而下进行按捏，再从下往上按捏，各 15～30 次为宜，每日可按捏 1～3 次。也可以由患者自己根据胃部的疼痛状况酌情增减。

要注意的是，在按捏的过程中，要有揉的动作，这样会增强酸痛感，对胃部的止痛效果也会更好。

● **方法三**：

患者两手交叠，男性是右手在上左手在下，女性就是左手在上右手在下，以肚脐为中心按揉腹部，画太极图，顺时针按揉 36 圈，逆时针按揉 36 圈。这个方法可以止痛消胀，增进患者食欲。

● **方法四**：

双手伸直，五指并拢，用左手手掌放在右手的手背上，呈交叠状，然后用右手按住腹部的右方，慢慢向上，逐步按摩到胃右部，按顺时针方向经过胃的左部，进而按摩到左腹，而后再揉至右腹，这样的整个程序下来算是一次。然后再交换手，将右手覆于左手之上，左手按住腹部的左边，逐渐轻揉到左腹部，按逆时针方向揉胃的右部直到右腹，这样又算是一次。

长期坚持这样按揉腹部，对胃病会有很好的缓解和治疗作用。

另外，向大家推荐两种健胃、和胃的推拿小方法，在休息的时候，就可以自己试一试，对胃部保健也有很好的作用。

● **健胃小方法**：患者仰卧在床上，全身放松，两手掌相交叠置于上腹部，以中脘穴为中心，按顺时针方向揉摩，持续约 10 分钟，直到感觉到上腹部微温、舒适为宜。

● **和胃小方法**：患者取坐位，用双手的拇指分别按捏足三里穴 2～3 分钟。用左手拇指指端的螺纹面按揉右侧的内关穴 2～3 分钟，再用右手拇指指端的螺纹面按揉左侧内关穴 2～3 分钟。均以酸胀感为佳。

# 敷敷肚脐，增强胃肠动力

中药敷脐疗法是在患者的脐部给药，使药物在脐部保留一定时间，让药物通过皮肤黏膜作用于人体，达到治疗病痛的目的。这种敷脐的方法尤其适用于婴幼儿，因为对于婴幼儿来说，吃药、打针都是比较困难的治疗方法，不易实行；而中药敷脐法就能很好地解决这一难题，比较简单、方便，并且无痛苦、无损伤。

肚脐，名神阙穴，是人体任脉上的要穴，而任脉属于阴脉之海，它与督脉相表里，共同司管人的诸经百脉，因此脐和诸经百脉相通。而且，脐又是冲脉、任脉循环之所，而任脉、督脉、冲脉"一元三歧"，所以三脉经气又相通。出于这些原因，以中药敷脐，药物可以渗透皮肤直达经脉，然后进入体内，达到治疗的效果。

中药敷脐是遵循"有诸内必形诸外"的经络学说、药物归经等理论所形成的一种内病外治法，对于治疗胃肠方面的疾病，特别是胃肠动力障碍有非常好的疗效。

胃肠动力障碍的症状一般表现为：腹部胀满、嗳气、恶心、呕吐等，引起胃肠动力障碍的原因可能是消化道疾病、胃肠运动功能障碍、胃肠手术后、代谢性疾病等。这些症状与中医中的"痞证""嗳气""呕吐""呃逆"相似，治疗方法很多，其中敷脐就是很好的一种治疗方法。

中药敷脐还可以治疗腹泻。引起腹泻的一个主要原因就是胃肠功能紊乱。下面就介绍一些中药敷脐的药方，来帮助缓解和治疗腹泻。

1. 将吴茱萸、炒苍术各60克，公丁香15克，白胡椒、木香各6克，研为粉末，每次取药粉2～3克，用热稠米汤调匀，敷在脐部，然后用纱布覆盖。

2.将胡椒、花椒、吴茱萸各适量，等份磨成粉末，然后用适量食醋调成糊状，敷于脐部。

另外，还有一些消化系统的疾病都可以通过中药敷脐的方法来治疗，如慢性胃炎、消化性溃疡、慢性便秘、慢性腹泻、呃逆、肠易激综合征等。下面简单就其中的一些疾病介绍一些药方。

● **五更泻**：将补骨脂、附子、肉豆蔻、五味子等药材各适量，混合研末，用醋调成糊状，敷于脐部。7天为一个疗程，连用2～3个疗程即可。

● **呃逆**：将橘皮、半夏、柿蒂、丁香等各适量研磨成末，然后用生姜汁调好后敷于脐部。连用2～7天。

● **脾胃虚寒型胃痛**：将胡椒、干姜、香附各适量混合研成末，用黄酒调成糊状，敷于脐部。连用2～7天。

中药敷脐的操作方法很简单，根据医生的建议选好药末，清洗好脐部后平卧，一般是用黄酒、醋、蜂蜜或生姜汁将药末调成糊状，将其放入脐孔内，用干净纱布盖好，然后用胶布将纱布固定，保留6～12小时为宜。

需要注意的是，如果是皮肤敏感的患者，可以适当缩短敷脐的时间；如果皮肤耐受性比较好，可以保持较长时间，但最好不要超过24小时，一般连用2～7天就可以了。急性病变、肚脐有炎症或者皮肤严重过敏者，建议不要用敷脐的治疗方法。另外，空腹或者刚刚吃完饭的患者，也不要马上敷脐。

# 药膳——那些奇妙的胃病处方

中医是一种温柔的科学，在治疗的同时，从患者的生理和心理出发，做到于温和自然中达到治疗的目的，几乎所有的治疗方法都有这一特点。其中，药膳是最明显的一种。药膳，是将平时的饮食与治疗病症的药品相结合起来的形式，即把药材和食材放在一起，做成美味又具有很好治疗作用的食物。这是我国传统医学知识与烹饪知识相结合的产物，使人们可以同时带着一种品尝和享受美味的心态，达到治疗疾病的目的。这样比眼睁睁地看着手心的一把苦药片，然后把它们吞下去，要让人愉悦得多。

那么，就让我们来认识一下这些药膳，认识一下既能治疗您的胃，又能抚慰您的胃的"奇妙的处方"吧。

## 参芪猴头炖鸡

原料：母鸡1只，猴头菌100克，黄芪、党参、大枣各10克，葱、姜、绍酒各适量。

做法：将母鸡去头、爪和内脏，洗净后剁成块；猴头菌去蒂洗净，加水泡胀后把水挤尽、切块；黄芪、党参和大枣都分别洗净。将鸡块放入砂锅内，加入葱、姜、绍酒，倒入适量清水，放上猴头菌、黄芪、党参和大枣，用小火慢炖，直到鸡肉熟烂为止。

药膳功效：猴头菌有助消化且利五脏的作用，母鸡可健脾胃，黄芪等可补气养血，此药膳可以养胃补气、健脾补血。

## 淮山蜂药蜜煎

原料：淮山药 30 克，鸡内金 9 克，蜂蜜 15 克。

做法：淮山药、鸡内金洗净后水煎取汁，然后调入蜂蜜，搅匀。每天一剂，分 2 次温热服用。

药膳功效：淮山药能健脾补肺、缓解消化不良，蜂蜜能补中益气、润肠通便。此药膳可以健脾消食，适用于食欲不振、消化不良。

## 红花炖羊肚

原料：羊肚 1 只，红花 10 克，料酒、葱、姜、胡椒、盐、料酒各适量。

做法：羊肚和红花洗净，将红花、葱、姜、胡椒一起放进羊肚内，两端用线扎紧，放入适量清水，加料酒，用大火煮沸后；再用小火炖约 40 分钟，将羊肚捞出，切成条状，再放入汤中加盐，继续炖至煮沸即可。

药膳功效：羊肚可补虚健胃，红花可活血通经、祛瘀止痛。此药膳对胃溃疡、胃部刺痛有很好的疗效。

## 白术猪肚粥

原料：猪肚 1 个（约 200 克），白术 30 克，槟榔 10 克，粳米 100 克，生姜少许。

做法：猪肚洗净、切块，和白术、槟榔、生姜一起熬煮，至猪肚熟透后，将猪肚取出加调味料佐餐，剩下的汤水去渣留汁，将粳米放入汁中煮成粥。

药膳功效：健胃和脾、补中益气，对于消化不良、食欲不振、胃部虚胀、倦怠少气等症状有很好的疗效。

## 丁香桂胡鸡

原料：老母鸡1只，公丁香6克，胡椒6克，肉桂5克，老姜、葱、八角、红糖、芝麻油各适量。

做法：母鸡去头、爪和内脏洗净，丁香、肉桂、胡椒放入锅中，加水500毫升熬煎，成药汁300毫升，将鸡、老姜、葱放入锅中汁内，小火炖至鸡六成熟，将鸡捞起晾凉。用八角等调料熬制成卤水，将鸡放入其中煮熟，后将鸡捞出，取少量卤水加适量红糖烧溶化，浇在鸡身上，滚动使鸡身都呈红亮色，再均匀涂抹一层芝麻油，就成为一道色香味俱全的丁香桂胡鸡了。

药膳功效：丁香、肉桂、胡椒有温胃止痛、行气消胀的作用。此药膳可以温胃散寒，消胀止痛。

## 陈皮扒鸭条

原料：熟白鸭肉200克，陈皮20克，植物油45克，葱、姜、蒜、酱油、料酒、八角、味精、白糖、淀粉各适量。

做法：鸭肉切条，加淀粉用水泡上备用，陈皮洗净，加水煮后取20克浓缩汁，炒勺内放30克植物油，放入葱、姜、蒜、八角，用料酒烹，然后加入酱油、白糖、清汤，煮片刻后将调料捞出，将鸭条面朝上放入勺内，先用微火烤透，再加大火，加味精，将淀粉水和陈皮汁淋入，再放15克植物油，将勺内鸭肉颠翻面，即可出锅。

药膳功效：健脾开胃，脾胃虚弱、消化不良、食欲不振的患者可以把它作为保健膳食。

另外，还有一些专门针对溃疡病的药膳，能够起到很好的辅助治疗作用，在这里也给您列举几道。

## 虫草百合鸭肉汤

原料：冬虫夏草 3 克，百合 25 克，鸭肉 100 克。

做法：将鸭肉洗净，切块后先炖 30 分钟，然后加入百合和冬虫夏草再炖 20 分钟，调味后即可。饮汤，食冬虫夏草和鸭肉。

## 鸡蛋三七炖

原料：鸡蛋 1 个，三七粉 3 克，蜂蜜 30 毫升。

做法：将鸡蛋打入碗中，加入三七粉搅匀，隔水炖熟，加适量蜂蜜调匀即可食用。

## 仙人掌炒牛肉

原料：仙人掌 50 克，嫩牛肉 100 克，调料适量。

做法：将仙人掌去皮、刺，清洗干净并切细，牛肉洗净、切片，锅中放热油加调料炒熟，出锅即可食用。

## 蘑菇养胃菜心

原料：干蘑菇 50 克，新鲜菜心 500 克，盐、白糖、料酒、味精、芝麻油各适量。

做法：将蘑菇用温水洗净，菜心洗净、切块，油锅烧至六成热的时候，先将菜心放入翻炒，加盐及白糖、鲜汤翻炒至熟，捞出置盘中；再将蘑菇和料酒放入锅内，加汤煮沸，加入盐、味精，出锅放入盘中，淋上芝麻油即可食用。

## 苦瓜炒西红柿

原料：苦瓜、西红柿各适量，盐、味精、蒜末等调味品各适量。

做法：苦瓜切片后用开水焯好，炒勺中倒入少量素油，倒入苦瓜煸热，将西红柿切成薄片和苦瓜一起炒，加入盐、味精、蒜末等调味品，翻炒后即可出锅。

## 西瓜饮

原料：西瓜、梨、白菜各适量。

做法：用榨汁机榨西瓜汁 150 毫升、梨汁 80 毫升、白菜汁 50 毫升，混合饮用。

## 小米绿豆粥

原料：石膏粉 30 克，小米、绿豆各适量。

做法：先用水煎煮石膏粉，然后去渣留汁，将小米和绿豆放入汁液中煮成粥食用。

## 山药薏米粥

原料：薏米仁、淮山药各适量。

做法：将薏米仁、淮山药加适量清水熬成粥，熬好后倒入果汁机中打成糊，每天吃一小碗。

## 枇杷饮

原料：枇杷 15 个。

做法：将枇杷加适量清水，以小火熬煮，每日早晚各服 1 次。

　　除了以上的食疗和小偏方以外，胃热患者平时也可多吃这些食物：秋葵（清炒、凉拌均可）、鲜萝卜汁、莲子、芡实等，这些食物都有清热去火、生津止渴的功效。而胃热患者同样也有一些需要忌食的食物，包括花椒、胡椒、辣椒、茴香、丁香、桂圆、白豆蔻、洋葱、狗肉、羊肉、白酒等，这些食物会助长胃热，加重病情。